血脂轻松降

始于三餐

梁振钰◎主编

黑龙江科学技术出版社
HEILONGJIANG SCIENCE AND TECHNOLOGY PRESS

图书在版编目（CIP）数据

血脂轻松降 / 梁振钰主编 . -- 哈尔滨：黑龙江科
学技术出版社，2019.5
（始于三餐）
ISBN 978-7-5388-9966-5

Ⅰ．①血… Ⅱ．①梁… Ⅲ．①高血脂病－食物疗法
Ⅳ．① R247.1

中国版本图书馆 CIP 数据核字 (2019) 第 033793 号

血脂轻松降

XUEZHI QINGSONG JIANG

梁振钰　主编

项目总监	薛方闻	
责任编辑	马远洋	
策　　划	深圳市金版文化发展股份有限公司	
封面设计	深圳市金版文化发展股份有限公司	
出　　版	黑龙江科学技术出版社	
	地址：哈尔滨市南岗区公安街 70-2 号　邮编：150007	
	电话：（0451）53642106　传真：（0451）53642143	
	网址：www.lkcbs.cn	
发　　行	全国新华书店	
印　　刷	深圳市雅佳图印刷有限公司	
开　　本	723 mm × 1020 mm　1/16	
印　　张	12	
字　　数	200 千字	
版　　次	2019 年 5 月第 1 版	
印　　次	2019 年 5 月第 1 次印刷	
书　　号	ISBN 978-7-5388-9966-5	
定　　价	39.80 元	

前言

从现在开始关心血脂，调控日常饮食，把好"入口"关，让高血脂人群吃对食物、找回健康。

调控血脂以两点为重：管住嘴、迈开腿。可见日常饮食的重要作用。《始于三餐：血脂轻松降》从家常餐桌出发，指导读者科学用餐，合理配餐，吃对一日三餐。全书内容精心编排，从认识高血脂开始，详述血脂异常的概念、病因、诊断与治疗，并解答关于高血脂的日常疑问，让读者了解高血脂、重视高血脂；接下来教给读者科学饮食的原则及方法，推荐日常生活中的降脂明星食材及中药材，让读者把吃出来的"高血脂"吃回去。在此基础上提供降脂营养餐单，教会高血脂人群一日三餐怎么吃，并推荐四周食谱，让高血脂人群在品尝花样美食的同时，也能有效调控血脂水平。此外，本书还详细介绍了高血脂人群易出现的并发症，并结合疾病特点给予具有针对性的饮食调养、日常防护、对症食谱等补充内容，让患病人群放心合理地享用美食。

本书作为广大高血脂患者的贴心陪伴指导用书，既能提供科学实用的知识指导，也能帮助高血脂患者合理饮食，远离疾病和不适，重回健康、安享生活。

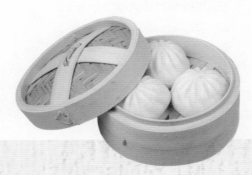

目录 Contents

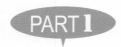

PART 1   "脂"要健康
——从现在起，关心您的血脂

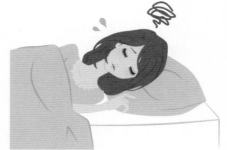

目录 Contents

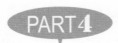 **营养餐单**
——有效降脂，从合理安排一日三餐开始

目录 Contents

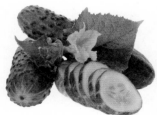

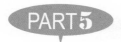

对症调养
——患病人群也能放心合理享用美食

1
PART

"脂"要健康
——从现在起，关心您的血脂

要想防治高血脂，首先必须要充分了解血脂，并重视血脂异常。本章节精心选取了有关高血脂的常见问题，并给予科学详细的讲解，让您的降脂之路有的放矢。

专家带您认识"高血脂"

　　研究显示，近年来患高脂血症人群的数量与日俱增，且患病群体逐渐呈现年轻化的趋势。那么，血脂到底是什么？又该如何预防高脂血症呢？接下来就让专家带您认识一下。

血脂与高脂血症

　　血脂又称脂质，是血液中所含脂类物质的总称，主要包括胆固醇、三酰甘油、磷脂以及游离脂肪酸等，其中胆固醇和三酰甘油是主要成分。血脂的含量只是全身脂质含量的一小部分，但却是人体必需的物质，可以反映体内脂类代谢的情况，具有至关重要的生理功能。

　　由于各种原因引起的血清中的胆固醇或三酰甘油水平升高所产生的疾病就是高脂血症，通俗地说，就是高血脂。

血脂的来源

　　人体内血脂的来源主要有内源性和外源性两种途径。其中，内源性血脂是指在人体的肝脏、脂肪等组织细胞中合成的血脂成分，即通过人体自身分泌、合成的一类血清脂类物质；外源性血脂则是指由食物中摄入的血脂成分，食物在经过胃肠道的消化和吸收后，脂类物质进入血液，从而成为血脂。正常情况下，内源性血脂和外源性血脂相互制约，共同维持着人体的血脂代谢平衡。

血脂高了不行，低了也不好

　　对于人体来说，胆固醇和三酰甘油都是身体必需的营养物质，血脂过高或过低都不利于身心健康。血脂过高，通常是因胆固醇、三酰甘油、肥胖等因素引起的，常会让人感觉神疲乏力、肢体麻木、头晕、健忘、胸闷、心悸等，严重的还会引发多种并发症；血脂过低，肿瘤的发生率会有所增加。因此，应尽量维持自身的血脂代谢平衡。

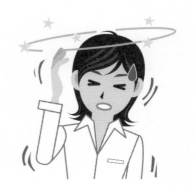

科学认识脂蛋白

脂蛋白是一类由富含固醇脂、三酰甘油的疏水性内核和由蛋白质、磷脂、胆固醇等组成的外壳构成的球状微粒。简单来说，脂蛋白是脂质在血液中的存在、转运及代谢的形式，它易溶于水。根据胆固醇、三酰甘油、磷脂、载脂蛋白的组成不同，可将脂蛋白分为以下 4 大类型：

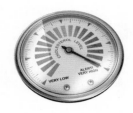

高密度脂蛋白（HDL）

高密度脂蛋白是血清中颗粒密度最大但是体积最小的的一组脂蛋白，亦称为 a1 脂蛋白。它主要在肝脏和小肠内合成，在血液中由酯化型胆固醇和极低密度脂蛋白所生产，主要作用是将肝脏以外组织中的胆固醇转运到肝脏进行分解代谢，还能自由进出动脉壁，清除沉积于血管壁的脂质斑块，修复血管内膜的破损，恢复和保护血管弹性。

低密度脂蛋白（LDL）

低密度脂蛋白主要由极低密度脂蛋白代谢转变而来，它主要负责把肝脏合成的胆固醇运输至全身的细胞。相对其他的脂蛋白来说，低密度脂蛋白携带胆固醇的量最多。

极低密度脂蛋白（VLDL）

极低密度脂蛋白主要由肝脏合成，主要成分是三酰甘油，它的主要功能是把肝脏中合成的内源性三酰甘油运送至肌肉和脂肪组织。

乳糜颗粒（CM）

乳糜颗粒主要来源于食物脂肪，它是将含有油脂和脂肪的食物转变成三酰甘油之后流动在血液中的脂蛋白，这种颗粒体积最大、密度最低。乳糜颗粒主要的功能是在小肠内结合被小肠吸收后的三酰甘油，通过淋巴进入血液，从而将三酰甘油输送至需要能量的各组织器官。在到达"目的地"后，脂蛋白脂酶会催化乳糜释放出三酰甘油，并且使三酰甘油分解成游离脂肪酸以供能，多余的三酰甘油会蓄积于内脏和皮下的脂肪组织内。

"好胆固醇"与"坏胆固醇"

根据胆固醇对血管系统的作用，可将其分为"好胆固醇"和"坏胆固醇"，下面我们将进行具体的介绍。

"好胆固醇"——高密度脂蛋白胆固醇

高密度脂蛋白胆固醇具有清洁疏通动脉的功能，它就像体内运送垃圾的卡车，在体内"周游"时，还没等肝外组织细胞内的胆固醇附着到血管壁上，就自觉地将其转运到肝脏中进行代谢，代谢后的产物通过肠道排出体外。高密度脂蛋白胆固醇在血液中的含量在一定范围内与患心血管疾病的概率成反比，如果高密度脂蛋白胆固醇水平过低，就会增加人体患冠心病的风险。

"坏胆固醇"——低密度脂蛋白胆固醇

低密度脂蛋白胆固醇会穿入人体的血管壁，滞留在内皮下，被巨噬细胞吞噬后形成泡沫细胞，泡沫细胞不断增多、融合，构成动脉粥样硬化斑块的脂质核心，最终形成斑块附着在血管壁上，导致血管堵塞。当血管堵塞到一定程度时，就会导致回心血量减少，诱发冠心病。因此，低密度脂蛋白胆固醇又被叫作"坏胆固醇"。

血脂异常与动脉粥样硬化的关联

动脉粥样硬化主要是由于内皮细胞损伤，或血清胆固醇水平过高导致大量以低密度脂蛋白为主的脂质颗粒沉积于动脉血管壁内皮下形成的，它与血脂异常存在着密不可分的联系。

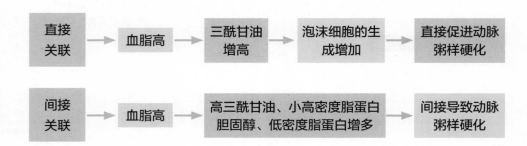

血脂高可引发多种并发症

　　血脂过高，不仅会给人带来诸如四肢麻木、头晕、健忘、胸闷等显性的症状表现，还会成为"血液中的隐形杀手"，产生隐匿性、进行性和全身性的伤害，引发多种并发症。

冠心病。冠心病也叫冠状动脉粥样硬化性心脏病。冠状动脉是专门给心脏供血的动脉，由于血液中过多脂肪沉积，造成动脉硬化，使血流受阻，引起心脏缺血，发生一系列症状，即冠心病。

高血压。高血脂在人体内形成动脉粥样硬化后，会导致心肌功能紊乱，血管紧张素转换酶大量激活，促使血管发生痉挛，肾上腺分泌升压素，从而导致血压升高，引发高血压。

糖尿病。高血脂可引发并加重糖尿病，而当糖尿病并发高血脂时，更易导致脑卒中、冠心病、肢体坏死、眼底病变等。对于糖尿病患者来说，调节血脂是减少死亡率和致残率的关键。

肾病。高血脂可以引起肾动脉硬化乃至狭窄，进一步发展为肾功能衰竭、尿毒症等肾病。

血脂高

脑卒中。血脂过高易造成血液在血管壁上沉积，形成斑块，堵塞血管，使血流变慢，严重时血流被中断。这种情况发生在脑部，就易引起脑卒中。

肥胖症。血脂主要参与人体的能量代谢，可以释放大量的能量供机体活动时使用，而且体内过多的能量也可以通过三酰甘油的形式储存起来。如果血脂过高，过多脂肪在血液、组织器官、皮下和血管壁周围大量沉积，就会引起肥胖症。

肝脏疾病。长期高血脂会导致肝功能受到不同程度的损伤，使肝动脉粥样硬化，形成脂肪肝等。

血脂异常，是谁惹的"祸"

　　引起人体血脂异常的罪魁祸首是多元化的，年龄、性别、饮食和生活习惯、遗传以及疾病、用药等都可能导致高血脂。

· 饮食习惯 ·

饮食因素是引起血脂异常的常见原因，绝大多数高血脂患者都是由于在日常生活中对饮食问题疏忽或是坚持错误的饮食方式而导致体内血脂过高，从而产生疾病的。比如摄取过多高脂肪、高热量的食物，膳食结构不合理等。

· 生活方式 ·

平时缺乏运动，生活无规律，可能会导致肥胖，引起三酰甘油和胆固醇升高而致病。

· 家族遗传 ·

不能说高血脂是遗传性疾病，但是有血脂代谢异常家族史者后代出现血脂异常的概率会更高。一小部分的人会因为家族性高脂血症遗传而患病，其余大部分都是在后天所致的。

· 季节变化 ·

血脂会随季节的变化而波动，一般来说，血清总胆固醇、血清三酰甘油在冬季最高，夏季降低。

· 疾病 ·

研究表明，患有代谢性紊乱疾病，如糖尿病、高血压、黏液性水肿、甲状腺功能低下、肥胖症、肝肾疾病、肾上腺皮质功能亢进等的人，更易患

上高脂血症，这种高脂血症多为继发性的。

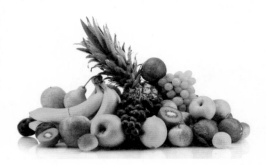

· 药物 ·

很多药物对血脂代谢有影响，如甲状腺激素、利血平、心得安等。对于不得不服用这些药物治疗的人群来说，这些药物都是导致血脂异常的不可控因素。

· 年龄 ·

年龄也是影响血脂水平的一个不可控因素。随着年龄的增加，血清总胆固醇和三酰甘油的水平也会有所升高，而到 60 岁以后，血脂升高的趋势会逐渐减小。

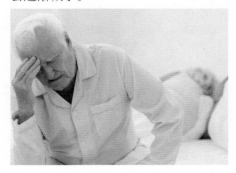

　　绝经前，女性的血清高密度脂蛋白胆固醇水平普遍高于同龄男性，总胆固醇水平低于男性；绝经后，同龄的两性血清高密度脂蛋白胆固醇水平相似，女性的血清三酰甘油水平高于男性。

高血脂的十大高危人群

　　研究调查发现，以下几种人更易患高血脂：

　　△肥胖者。
　　△中老年人。
　　△绝经后的妇女。
　　△长期吸烟、酗酒者。
　　△甲状腺功能减退的人。
　　△有高血脂家族病史者。
　　△生活没有规律、不经常运动者。
　　△ 35 岁以上经常高脂、高糖饮食者。
　　△患有糖尿病、高血压、脂肪肝的人。
　　△情绪容易激动、精神长期处于紧张状态的人。

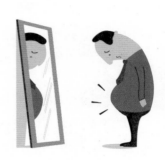

血脂异常并非中老年人的"专利"

　　由以上十大高危人群我们可以了解到，血脂异常并非中老年人的"专利"，也不是所有的中老年人都会得高血脂。

　　加强胆固醇管理，适用于各年龄段人群。年轻人出于工作和生活的压力、参加娱乐活动、不规律饮食、久坐缺乏运动、常常熬夜甚至通宵达旦等，这些都在不知不觉中影响着身心的健康，身体的代谢已发生了变化，长此以往，就可能出现血脂异常，最终引发多种心脑血管疾病。

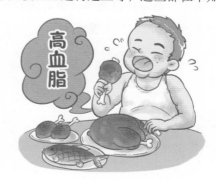

　　此外，有医学观察表明，7 岁以下儿童的动脉血管壁上就可能出现黄色条纹和斑块。家长应该从小就注意督促孩子养成良好的生活方式和饮食习惯，控制体重，预防血脂异常的发生。

血脂高，早诊断早治疗是关键

对于高血脂患者来说，需要及时察觉身体发出的危险信号，了解血脂异常的标准，并定期去做血脂检查，尽量维持血脂代谢的平衡。

及时察觉身体发出的危险信号

血脂如果出现异常升高，身体会发出一系列危险信号，及时察觉这些信号，能帮助你及早发现病情，防患于未然。

· 血脂升高的八大信号 ·

△经常头昏脑涨。

△看东西时有阵发性模糊。

△出现食欲不振等消化系统症状。

△小腿肚经常抽筋，并伴有刺痛感。

△短时间内记忆力、反应能力明显减退。

△面部、手部出现比老年斑略大、颜色略深的黑斑。

△各个关节的伸面皮肤出现脂质异位沉积，特别是跟腱。

△眼睑上出现淡黄色的、米粒大小的小皮疹，略高出皮肤。

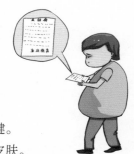

· 测一测你的危险程度 ·

血脂危险程度因人而异，接下来就让我们测一测自己处于哪个危险层次。

Step1. 算出危险因素的积分		
危险因素	**评分标准**	**得分**
老龄（男性 ≥ 45 岁，女性 ≥ 55 岁）	是 =1，否 =0	
吸烟	是 =1，否 =0	
高密度脂蛋白胆固醇 < 1.04mmol/L	是 =1，否 =0	
肥胖【体重（kg）÷ 身高^2（m^2）】 ≥ 28kg/m^2	是 =1，否 =0	
男性一级直系亲属在 55 岁前或女性一级直系亲属在 65 岁前发生缺血性心血管病	是 =1，否 =0	

危险分层	三酰甘油 5.18 ～ 6.21mmol/L 或者 低密度脂蛋白 3.37 ～ 4.13mmol/L	三酰甘油≥ 6.22mmol/L 或者 低密度脂蛋白 ≥ 4.14mmol/L
无高血压且危险积分＜ 3 分	低危	低危
高血压或危险积分≥ 3 分	低危	中危
高血压且危险积分≥ 1 分	中危	高危
脑卒中、冠心病、糖尿病	高危	高危

血脂异常危险程度	未来 10 年发生心脑血管疾病风险
低危	＜ 3%
中危	3% ～ 10%
高危	10% ～ 15%
极高危（被诊断为急性冠状动脉综合征或者缺血性心脑血管疾病并发糖尿病者）	＞ 15%

血脂异常危险程度	目标值
低危	低密度脂蛋白＜ 4.14mmol/L， 三酰甘油＜ 6.22mmol/L
中危	低密度脂蛋白＜ 3.37mmol/L， 三酰甘油＜ 5.18mmol/L
高危	低密度脂蛋白＜ 2.59mmol/L， 三酰甘油＜ 4.14mmol/L
极高危	低密度脂蛋白＜ 2.07mmol/L， 三酰甘油＜ 3.11mmol/L

血脂高不高，4 项指标综合看

临床上检测血脂的项目较多，比较常见的是总胆固醇（TC）、三酰甘油（TG）、高密度脂蛋白胆固醇（HDL-C）、低密度脂蛋白胆固醇（LDL-C）、载脂蛋白B(apoB)、载脂蛋白 A1（apoA1）、脂蛋白 a 等，不同医院的设备条件不同，检查项目也会有所区别。不过，总胆固醇（TC）、三酰甘油（TG）、高密度脂蛋白胆固醇（HDL-C）、低密度脂蛋白胆固醇（LDL-C）这四个是基本的临床实用检测项目，是判断血脂是否异常的综合指标。

血脂正常与异常的标准

血脂异常是一个很细微的问题，但是却可以给人体带来很大的影响。要准确地判断自己的血脂是否正常，不妨看看下面的表格。

血脂异常分析参考值表			
测定项目	毫摩尔 / 升（mmol/L）	毫克 / 分升（mg/dl）	临床意义
总胆固醇	< 5.2	< 200	合适
	5.2 ~ 6.2	200 ~ 240	临界升高
	≥ 6.2	≥ 240	升高
三酸甘油酯	< 1.7	< 150	合适
	1.7 ~ 2.3	150 ~ 200	临界升高
	2.3 ~ 5.5	200 ~ 500	升高
	≥ 5.5	≥ 500	非常高
低密度脂蛋白	< 2.6	< 100	最合适
	2.6 ~ 3.4	100 ~ 130	合适
	3.4 ~ 4.1	130 ~ 160	临界升高
	4.1 ~ 5.0	160 ~ 190	升高
	≥ 5.0	≥ 190	非常高
高密度脂蛋白	< 1.0	< 40	低
	> 1.6	> 60	高

看懂血脂化验单

前面我们已经介绍了血脂化验的种种项目以及正常与异常的参考值标准，下面我们将对 4 项综合指标的检测结果进行解读，教你看懂血脂化验单。

血脂 4 项综合指标解读		
检测项目	**检测结果**	
	增高	降低
总胆固醇（TC）	常见于动脉粥样硬化、肾病综合征、胆管阻塞、糖尿病、黏液性水肿、高血脂等	常见于恶性贫血、溶血性贫血、甲状腺功能亢进、营养不良等
三酰甘油（TG）	常见于动脉粥样硬化、肥胖症、严重糖尿病、肾病综合征、胰腺炎、迁延性肝炎、脂肪肝、糖原累积病、高血脂等	常见于甲状腺功能亢进、肝功能严重低下、恶病质等
高密度脂蛋白胆固醇（HDL-C）	可使发生动脉粥样硬化的危险度降低	可使发生动脉粥样硬化的危险度增高，常见于脑血管病、冠心病、高血脂、糖尿病等
低密度脂蛋白胆固醇（LDL-C）	常见于心脑血管疾病，亦见于甲状腺功能减低、肾病综合征、肝脏疾病、糖尿病等	应警惕脑卒中的发病危险

血脂检查注意事项

由于人体的血脂受很多因素的影响，因此，在去医院检查之前，应注意以下事项：

△至少保持空腹 12 小时。

△检查前几天应停用影响血脂的药物，如避孕药、激素等。

△检查前 2 周要保持平常饮食，检查前 3 天内避免高脂饮食。

△抽血前避免剧烈运动，安静休息 5 ~ 10 分钟。

△如果检查结果接近或超过参考值，应间隔 1 周后，在同一家医院复查，以尽量避免检验或个体差异产生的不准确结果。

日常降血脂实用法则

在日常生活中，掌握降血脂法则可以帮助你拥有健康的血脂水平，远离高血脂等疾病，下面介绍 11 条实用的法则，希望能对你有所帮助。

两大基本原则：管住嘴、迈开腿

管住嘴、迈开腿是降低血脂的两大基本原则。所谓管住嘴，就是要养成健康的饮食习惯，例如均衡饮食，不摄入过多高脂肪、高热量、高胆固醇的食物，不吃或少吃宵夜等，这对于控制饮食因素引起的高血脂非常有效；迈开腿，就是要在平时的日常生活中多做运动，尤其是有氧运动，对血管的健康非常有益。

总之，饮食和运动是控制高血脂的两大法宝，只有养成健康的生活习惯，坚持科学的饮食和运动，才会维持健康的血脂水平，保护身心健康。

加强锻炼，肥胖者要积极减肥

前文介绍的两大基本原则中，迈开腿就是指多做运动，加强锻炼，对于肥胖者来说，更应积极减肥，下面，先来测一测你的肥胖程度吧！

· 自测 BMI ·

BMI 指数即身体质量指数，简称体质指数或体重指数，是目前衡量人体胖瘦程度以及健康与否的一个通用标准。

$$BMI = 体重（千克）\div [（身高（米）]^2$$

BMI 指数评价表			
BMI 数值	18.5 以下	18.5 ~ 24	24 ~ 28	28 以上
肥胖程度	消瘦	正常	超重	肥胖

注：本表格适用范围为18~65岁的人士。儿童、发育中的青少年、孕妇、老人及运动员等不适用。肥胖人群建议每天测体重，并根据结果进行调整。

有氧运动更利于身体健康

有氧运动是一种恒常运动，具有强度低、节奏感强、不中断和持续时间长的特点。长期坚持有氧运动，能提高血液中高密度脂蛋白的含量，有效减缓动脉血管硬化物的形成，防止动脉硬化。此外，还能增加人体的热量消耗，减少血管壁上多余的脂肪，使血管内径扩大，管壁肌肉弹性增强，从而增强血管输送血液的功能，对于维持正常的血脂水平有益。

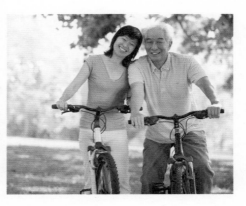

常见的有氧运动包括散步、慢跑、打球、游泳、爬山、骑自行车、健身操、太极拳、瑜伽等。

睡得香、起得缓，身体更健康

《黄帝内经》记载道："人卧血归于肝。"依照中医理论，每天晚上的子时至丑时（23点到凌晨3点），是胆经和肝经运行的时间，也是人体排毒的黄金时间。在这一阶段，保证优质的睡眠质量，能让身体更健康。

在早上起床时，动作宜缓慢、有序，可以采取"221"的起床原则，即醒来之后先在床上平卧2分钟，再从床上缓缓起身，坐2分钟，最后双脚移至床沿，将双腿垂下，等1分钟后下床。这样做能让血管在放松中"苏醒"，对健康大有裨益。

睡前醒后一杯水，清肠又降脂

水是人体重要的营养素之一，体内的新陈代谢都需要水的参与才能完成。中医认为，水有助阳气、通经络的作用。睡前和醒后各喝一杯水，可以起到清肠、降脂、排毒的多重作用，有益血管健康。

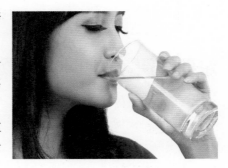

建议喝温白开水，水温以25℃为宜，饮水量为200～400毫升，只有正确喝水，才能起到良好的保健功效。

适当饮酒、正确喝茶能辅助降脂

酒是指含有乙醇的饮料，适当饮酒有益血管健康。一般建议选择红葡萄酒饮用，每次 100 ～ 250 毫升即可。具体来说，饮酒对血管有以下 5 个方面的益处：

△降低血脂，抑制动脉粥样硬化和血栓形成。

△改善脂肪代谢状态，防止脂肪沉积，降低高血脂发病率。

△调节脂蛋白，减少血中低密度脂蛋白，增加高密度脂蛋白。

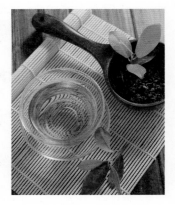

△提高心脏活动能力，抑制血小板凝聚，防止心绞痛。

△抑制血管运动中枢，扩张冠状动脉，防止血管堵塞。

此外，正确喝茶也能辅助降脂，这是因为茶中含有的儿茶素能够清除氧自由基，减少脂质过氧化物含量，从而起到抗凝、降血脂和抗动脉粥样硬化的作用。饮茶以现泡现饮为好，忌空腹、睡前和饭后饮茶。

从现在开始，戒烟、远离二手烟

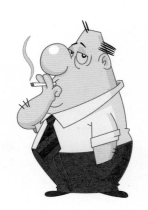

吸烟是诱发高血脂的重要因素之一，因为烟草中的尼古丁会损伤血管内膜细胞，使血脂在血管壁上沉着。如果本身已经患上了高血脂，再吸烟，会增加心肌梗死的危险性。

从现在开始，如果本身有吸烟的习惯，应立即戒除，此外，还应谨防二手烟的危害。

定期排便，加速体内废物排出

排便是将身体的毒素排出体外的一种直接而有效的方式，是人体新陈代谢的重要环节。定期排便，能防止人体代谢废物堆积于肠道内，被身体二次吸收，以及进入血液中再循环，使血液变得黏稠、流动不畅，造成血压、血脂升高。

因此，在日常生活中应养成定期排便的好习惯，不要强忍便意，而且，排便时要专心，不要玩手机、看报纸等。

保持良好的心态有助降血脂

保持乐观、平和的心态，有益于血管健康，帮助降低血脂。反之，如果经常大喜大悲，情绪波动大，则会加速血管硬化、老化和血脂升高。

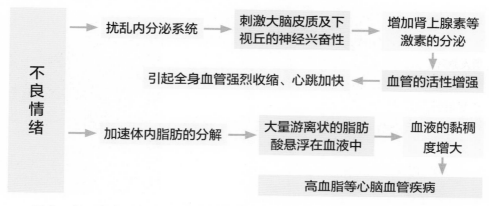

因此，在日常生活中，应尽量保持乐观、平和的心态，笑对生活，学会放松自己。

必要时用药物控制血脂水平

如果高血脂患者符合以下几个条件，应在医生的指导下选择降血脂药物，以控制血脂水平：

△总胆固醇≥5.2毫摩尔/升或低密度脂蛋白≥3.38毫摩尔/升，且存在两个以上的心血管疾病的危险因子（高血压、糖尿病、男性45岁以上、女性55岁以上或停经后未服用激素补充治疗、早发性冠心病家族史、抽烟）。

△总胆固醇≥6.24毫摩尔/升或低密度脂蛋白≥4.16毫摩尔/升。

△三酰甘油≥5.2毫摩尔/升，并且合并有总胆固醇与高密度脂蛋白的比值＞5或高密度脂蛋白＜0.9毫摩尔/升。

△三酰甘油＞2.6毫摩尔/升且有急性胰腺炎危险者。

定期检查是控制血脂的有效手段

定期检查是控制血脂的有效手段。卫生部心血管病防治研究中心发布的《中国成人血脂异常防治指南》指出，40岁以上的男人及绝经期后女性应每年查一次血脂；40岁以下的成年人，可在20岁时做第一次血脂化验，以后隔两年查一次；如家族中有高血脂患者，应将初次查血脂年龄提前。

专家解析降血脂常见疑问

关于降血脂，你一定还有很多疑问，这里精选了十个常见的疑问，由专家来答疑解惑，一起来了解一下吧！

偏瘦人群也会有高血脂吗？

前面我们介绍了高血脂的十大高危人群，可知，胖瘦并非血脂是否升高的核心因素，肥胖只是诸多危险因素之一，体型偏瘦的人群，如果存在其他危险因素，如家族遗传、饮食不科学、缺乏运动等，同样也会得高血脂。

血脂高者都适合运动吗？

运动是降脂的一个重要方法，但并不是血脂高者都适合运动。一般来说，单纯的、没有并发感染其他疾病的高血脂患者，可以正常运动；如果高血脂患者并发患有以下疾病，应禁止运动：

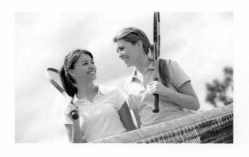

△重度高血压、糖尿病。
△急性心肌梗死。
△不稳定型心绞痛。
△充血性心衰竭。
△严重的室性和室上性心律失常。
△肝、肾功能不全。

运动降脂如何控制好运动的量和时间？

关于运动量，锻炼者可以根据自己的身体状况与实际情况来判断。如果运动后食欲增加，睡眠良好，精力充沛，即使增大运动量也不感到疲劳，就是合适的；反之，如果运动后食欲减退，头昏头痛，自觉劳累汗多，精神倦怠，说明运动量过大，应酌减。也可以用心率来判断。一般来说，运动应达到个体最大心率的79%～85%。

此外，高血脂患者还应控制好运动时间。如果很长时间没有运动而突然开始锻炼了，那么刚开始坚持5分钟就可以了，一天锻炼多次，累计时间至少为40分钟。此后，再将每次有氧运动的时间逐渐增加至20～60分钟，每周锻炼3～5次即可。

高脂血症患者可以晨练吗？

高脂血症患者可以晨练，但时间不宜过早。一是因为时间早，天黑，容易跌跤；二是因为时间早，气温低，易受凉感冒，引发慢性支气管炎、心绞痛、心肌梗死和脑卒中等疾病。一般建议在太阳初升后再外出锻炼，并注意保暖，切忌剧烈运动。

强度越大的运动，降脂效果越好吗？

人体消耗脂肪的多少主要取决于运动时间的长短，并不是强度越大的运动，降脂效果越好。相反地，如果运动强度过大，在还没开始消耗脂肪或消耗量很少时，人便会因负荷太大开始累了，不得不停止运动，反而起不到运动降脂的功效。

常用的降脂药物有哪些？

常用的降脂药物可分为降三酰甘油的药物和降胆固醇的药物两大类，下表中有详细的分类及介绍。

常用的降脂药物		
药物	**分类**	**药物举例**
降三酰甘油的药物	烟酸类	烟酸、烟酸铝、烟酸肌酯、灭脂灵、阿昔呋喃等
	贝特类	非诺贝特、苯扎贝特、吉非贝齐
	氯贝丁酯类	氯贝丁酯
	天然鱼油浓缩剂	天然鱼油浓缩剂
降胆固醇的药物	他汀类	洛伐他汀、立平脂
	不饱和脂肪酸类	亚油酸、多烯康
	胆酸隔置剂	考来烯胺、考来替泊
	激素类	脱羟雌酮、羟甲烯龙、夫拉扎勃、右甲状腺素钠
	酶类	谷甾醇、维丙胺、弹性酶、胆碱磷脂、酶脂定、普罗布考、葡萄糖酐酸酯、泛硫乙胺
	肝素类	降脂灵、藻酸双酯钠

如何正确服用降脂药？

正确服用降脂药，首先要对药物有准确的理解，包括药物的名称、功效、用法用量及不良反应等，必要时可向医生咨询。联合用药时，可能会引发严重的不良反应，建议患者向医生提供自己的用药史，以便医生给出准确、科学的诊疗意见。

其次，应用充分的白开水送服药物，使药物得到溶解，发挥药效。切忌用果汁类饮品送服，因为部分他汀类药物如与果汁一起服用可能会使血液浓度升高，增加引发横纹肌溶解综合征的风险。

最后，要掌握正确的服药时间，不同的降脂药服药时间有所差异。由于胆固醇的合成在夜间较为活跃，所以如果是一天服用一次的降脂药，一般建议在晚餐后服用，效果较好。

服用降脂药有哪些注意事项？

在服用降脂药时，有很多注意事项，需要患者充分了解，这样才能发挥药物的最大作用，达到良好的降脂功效。

△要坚持长期服用，不可擅自停用或中断，以免影响降脂的疗效，出现血脂反弹的情况，甚至引发心脑血管疾病。

△严格遵照医嘱用药，不可擅自更换药物品种及剂量。如需改变，请先咨询医生。

△在初次服药的 1 ～ 3 个月内要复查一次血脂和肝肾功能，以后定期复查，以便医生及时调整用药及应对药物不良反应。

△服用降脂药的同时，饮食治疗和运动治疗应同步进行，以更好地达到降血脂的效果。

△降脂药物一般都会产生如肌肉疼痛、转氨酶升高等不良反应，在服药前要详细阅读说明书，如果发生不良反应或不良反应较大，应及时跟医生联系，以便更换药物或调整药物剂量。

△有活动性肝炎，怀孕或哺乳期的妇女，70 岁以上的老年人，以及伴有慢性充血性心力衰竭、晚期脑血管疾病或活动性恶性肿瘤的高

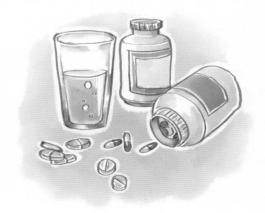

血脂患者不宜使用降脂药。

　　△在服用他汀类降脂药的同时，不可盲目乱用其他药物，尤其不能乱用抗生素，如红霉素、克拉霉素、罗红霉素、酮康唑、伊曲康唑、新霉素、环孢霉素等，否则可能会诱发横纹肌溶解综合征。

高血脂人群睡觉时的枕头和被子有何讲究？

　　高血脂患者在日常生活中需要注意很多问题，包括睡眠。

　　首先，枕头不宜过高。高血脂患者的血液流动速度比正常人慢，睡眠时更慢。如果睡高枕头，头颈所处的位置较高，流向头部的血液就会减慢，流量也会减少，易引发缺血性脑卒中。

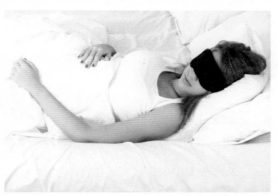

　　其次，不宜加盖过于厚重的棉被。这是因为，将厚重棉被压盖人体，不仅会影响呼吸，而且会使全身血液运行受阻，容易导致脑血流障碍和缺氧，从而使颅压增高，诱发脑卒中。

高血脂患者可以进行性生活吗？

　　高血脂患者是否可以进行性生活是因人而异的，如果是单纯的、没有并发感染其他疾病的高血脂患者，是可以过性生活的，性生活的频率和强度以不影响睡眠、生活与工作为宜；如果高血脂患者并发患有其他疾病，在进行性生活时就要注意区别对待了。

　　△伴有冠心病者，应该节制性生活，进行性活动前，最好先休息一段时间。

　　△伴有Ⅱ期高血压者，也应节制性生活，以每周不超过2次为宜，且需避免激烈的动作。

　　△伴有Ⅲ期高血压者，应绝对禁止性生活，并发有Ⅲ期高血压的女性应避免生育。

　　△伴有脂肪肝者，如果肝功能正常，可以像正常人一样进行性生活；如果肝功能有异常，特别是转氨酶不稳定时，应该停止性生活。

　　△伴有糖尿病者，在没有严重并发症时，可以进行正常的性生活，但是，如果已经出现了严重的并发症，应禁止进行性生活。

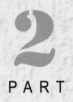

科学饮食

——把吃出来的"高血脂"吃回去

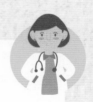

　　美食当前，难以抵挡诱惑，满足了食欲却害苦了身体，血脂就慢慢高了起来。要想把吃出来的高血脂再吃回去，可以让天然营养素来帮忙，并坚持正确的饮食原则。

有助于降血脂的天然营养素

很多天然营养素都对身体健康十分有益，它们不仅是身体生长、发育及日常活动必不可少的物质，而且还能够帮助降血脂，预防高血脂及动脉粥样硬化等。

膳食纤维，促进脂蛋白代谢

膳食纤维可促进人体内的血脂和脂蛋白代谢，降低人体对脂类的吸收，从而降低体内血脂浓度和血液黏稠度，预防和减缓动脉硬化及心脑血管疾病的发病率。膳食纤维还能与胆酸结合，促进胆汁的排泄，而胆汁酸（胆汁的重要组成成分）又是胆固醇的代谢产物，为了补充被膳食纤维吸附而排出体外的那部分胆汁酸，就需要有更多的胆固醇进行代谢，进而使得体内胆固醇含量显著下降。

食物来源：新鲜的蔬菜和水果，如白菜、菠菜、南瓜、苹果等；谷物豆类，如大米、荞麦、糙米、红豆、绿豆、黄豆等；另外，海带、海藻、香菇、黑木耳、魔芋等食材中也含有丰富的膳食纤维。

必需脂肪酸，阻止动脉中胆固醇沉积

必需脂肪酸是指机体生命活动必不可少，但人体自身又不能合成，必须由食物供给的多不饱和脂肪酸。必需脂肪酸主要包括两种，一种是 ω-3 系列的 α-亚麻酸（18:3），一种是 ω-6 系列的亚油酸（18:2）。必需脂肪酸能够防止动脉中胆固醇的沉积，促进脂肪的分解和消耗，减少患高脂血症及心脏病的概率。

食物来源：牡蛎、金枪鱼等深海鱼；橄榄油、亚麻籽油、葵花子油等植物油。

维生素 C，降低胆固醇水平

维生素 C 能促进胆固醇代谢，可将胆固醇带回胆囊转变成胆酸，经由肠道排出，从而降低总胆固醇含量。维生素C具有较强的抗氧化作用，能有效防止胆固醇等物质的氧化，并能加速低密度脂蛋白降解，从而降低三酰甘油的含量。

食物来源：新鲜的蔬菜和水果，如西蓝花、大白菜、紫甘蓝、青椒、草莓、猕猴桃、柑橘、番石榴、葡萄柚、西红柿等。

维生素E，防止动脉硬化

维生素E能促进胆固醇代谢和脂质分解、代谢的活性，有助于胆固醇的转运及排泄，并能降低血液中低密度脂蛋白的浓度，起到净化血液、防治血管硬化的作用。维生素E可加强抗氧化能力，减少巨噬细胞的产生。巨噬细胞正是形成斑块，造成血管硬化和病变的元凶。维生素E具有扩张血管和抗凝血的功效，可防止血液凝固，保护血管内皮细胞，避免游离脂肪及胆固醇在伤口沉积。

食物来源：菜籽油、花生油、芝麻油、玉米、小麦胚芽以及奶类、蛋类、绿色蔬菜、坚果、干果等。

维生素B_2，有助消脂减肥

维生素B_2又叫核黄素，其可以参与体内三大生热营养素（蛋白质、脂肪、糖类）的代谢过程，与热能代谢直接相关，可有效促进脂肪代谢，促进身体机能及细胞的新生，促使肝脏及血液中的脂肪排出体外，避免形成肥胖及脂肪肝，同时减少胆固醇的制造来源。维生素B_2还能帮助血管细胞抗氧化，修复破损血管，使胆固醇不易沉积。

食物来源：绿色蔬菜、豆类、杂粮、牛奶、坚果类以及鳝鱼、香菇等。

胡萝卜素，预防"坏胆固醇"氧化沉积

动脉中的低密度脂蛋白可受到自由基攻击，发生氧化而沉积在血管，造成动脉

狭窄，而胡萝卜素可有效抑制这一过程。胡萝卜素的高抗氧功效，可帮助血管内皮组织的修复，使脂质不易附着及渗入，避免斑块及血管病变的产生。

食物来源：胡萝卜、红薯、南瓜、西红柿、芒果以及绿色蔬菜等。

钙，降低胆固醇、减少脂肪堆积

钙能控制肌肉收缩、促进激素分泌、强化神经系统、减少脂肪堆积。当血钙浓度低于正常值时，会引起三酰甘油、胆固醇及低密度脂蛋白胆固醇升高。

食物来源：菜籽油、花生油、芝麻油、玉米、小麦胚芽以及奶类、蛋类、绿色蔬菜、坚果、干果等。

镁，降血脂、保护心血管

镁在人体内可起到促进纤维蛋白溶解、抑制凝血块形成的作用，能有效抗栓塞、降低血清胆固醇。镁还能降低因代谢不良引发的脂肪囤积及代谢症候群的发生，减轻药物或环境中的有害物质对血管的伤害，保护心血管。

食物来源：绿色蔬菜、豆类、杂粮、牛奶、坚果类以及鳝鱼、香菇等。

钾，减少血管脂质附着

钾可以有效改善血液的酸性环境，并与血液中的油脂、代谢垃圾结合乳化，有效溶解沉积在血管壁上的胆固醇硬化斑块，并将这些垃圾排出体外，进而起到调节心跳、降血压、降血脂、降低血液黏稠度、改善血液质量等功效，也有疏通血管、防止动脉粥样硬化及血栓形成的作用。

食物来源：绿豆、黄豆、菠菜、土豆、芦笋、苋菜、香蕉等。

锌，调节体内代谢

锌以辅酶的形式存在于体内，对机体代谢起着调节作用，是合成或激活体内多种酶的成分，如碱性磷酸酶、乳酸脱氢酶等。研究表明，缺锌可引起血脂代谢异常。

食物来源：牡蛎、酸奶、牛肉、坚果等。

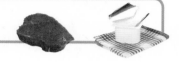

硒，调节体内脂质代谢

硒是强抗氧化剂，能够有效抑制血液中的脂质氧化、沉积，清除和破坏血管壁上已沉积的过氧化物质，使血脂代谢通畅，预防动脉粥样硬化，减少血栓形成。

食物来源：动物肝脏、小麦、糙米、洋葱、大蒜、柿子、南瓜及海鲜等。

铬，减少脂质沉积

铬可提高胰岛素活性，调节脂类代谢，降低总胆固醇和三酰甘油的含量，减少脂质沉积，进而起到预防高脂血症、冠心病及动脉粥样硬化的作用。老年人缺铬时，更易患动脉粥样硬化。

食物来源：全谷类、蔬菜、鱼及甲壳类、坚果、大豆油、橄榄油等。

烟酸，血管清洁剂

烟酸又叫维生素 B_3，烟酸能协助人体主要激素的合成，协助神经系统运作，促进脂蛋白代谢，减少低密度脂蛋白的同时增加高密度脂蛋白，能够有效降低胆固醇及三酰甘油，促进血液循环，进而起到降血压、降血脂、保护心脑血管的作用。

食物来源：全麦食物、大米、玉米、糙米、牛肉、鸡肉、口蘑、香菇等。

降血脂，饮食调理有原则

想要血脂平稳，合理的饮食结构非常重要。日常生活中需保持正确的饮食习惯，合理摄取营养物质，既不能大吃大喝、暴饮暴食，也不能这也不敢吃、那也不敢吃。

合理布局日常膳食结构

想要降血脂，日常膳食中，应注意把握"一个均衡"和"四低一高"的原则。

·一个均衡·

很多人得知自己有高血脂，就马上改吃素食，这其实对身体不好，也不利于稳定血脂。想要维持身体健康，保持合理、均衡的膳食结构是关键。我们从饮食中获得的各种营养物质，应该种类齐全、比例适当。大自然中没有任何一种食物包含人体所必需的全部营养，各种食物含有的营养成分也不尽相同，这就要求我们按照合理的比例，广泛摄入各类不同的食物，包括谷类、动物性食品、蔬菜和水果、豆类制品、奶类制品和油脂等，以满足人体各种营养需求。

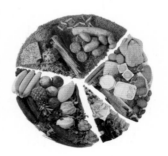

·四低一高·

在均衡膳食的基础上，还需做到"四低一高"，即低热量、低胆固醇、低脂肪、低糖、高纤维。

低热量，就是说不要摄入过多热量，避免过度肥胖或者让体重降低。每人每天需要摄入多少热量是因人而异的，应综合年龄、体重、日常活动等因素来考虑，总的来说，以维持标准体重为宜。在此基础上，适当减少糖类的摄入量，但仍然要保持糖类供热量占总热量的 55% 以上。

低胆固醇，即限制胆固醇的摄入，但这并不表示停止摄入胆固醇，只需注意不过量即可。每天胆固醇的摄入量以不超过 300 毫克较为适宜，在此基础上，限制含胆固醇高的食物，如动物内脏、鱼子、鱿鱼、蛋黄等。

低脂肪食物能够减轻我们身体的负担，尤其是肥胖的高血脂人群，更应该坚持低脂饮食。日常膳食中，应有意识地减少摄入动物脂肪，如五花肉、黄油、肥羊肉、肥牛肉、猪皮等。这类食物中含饱和脂肪酸过多，饱和脂肪酸会促进胆固醇的吸收和肝脏胆固醇的合成，使血清胆固醇水平升高。与此同时，在饮食中增加不饱和脂肪酸的比例，如深海鱼，烹调食物时，建议使用植物油。

低糖，顾名思义，不要吃太多的糖和甜食，如蜂蜜、果汁、果酱、蜜饯等。过多的糖类在体内可转变为脂肪，导致肥胖，使高血脂更加严重。

高纤维饮食，即多吃新鲜蔬菜和水果。每天摄入的新鲜蔬菜和水果可达 400 克以上，并注意增加深色或绿色蔬菜的摄入比例，它们能提供的维生素、矿物质和膳食纤维的比例较多，对降血脂、保护血管有益。

血脂异常类型不同，膳食原则各异

不同类型的高血脂，其病因和血脂升高的指标各不相同，因此饮食调节的侧重点也应有所不同。

Ⅰ型血脂异常

血液中的三酰甘油（TG）浓度极高，常达到 56 毫摩尔／升以上，而胆固醇则可能是正常的。其膳食原则如下：

△严格限制脂肪的摄入量，但对蛋白质和胆固醇不严格限制。每天摄入的食物中，包括烹调用油提供的脂肪在内，总脂肪摄入量要低于 35 克。

△饮食应清淡，烹调方式多选用蒸、炖、煮、烩、卤、拌等。

△低脂饮食易导致铁和脂溶性维生素（如维生素 A、维生素 D、维生素 E、维生素 K 等）吸收不良，应注意补充。

Ⅱa 型血脂异常

血中胆固醇（TC）浓度高，有时可高达 26 毫摩尔／升。其膳食原则如下：

△严格限制胆固醇的摄入，每天摄入量应小于 300 毫克，相当于 100 克猪肝或 80 克猪肾所含的胆固醇量。

△忌吃高胆固醇食物，如动物脑、蛋黄、鱼子，动物内脏也要少吃或不吃。

△减少饮食中脂肪总量，增加不饱和脂肪酸的比例，使不饱和脂肪酸与饱和脂肪酸的比值大于 1.8。

△低脂、低胆固醇饮食容易使维生素 A、维生素 E 水平降低，应注意补充。

· Ⅱb 型及 Ⅲ 型血脂异常 ·

Ⅱb 型血脂异常者，其低密度脂蛋白和极低密度脂蛋白均增高；Ⅲ型病人的血浆三酰甘油可达 1.65 ~ 11 毫摩尔 / 升。其膳食原则为：

△保持合理体重，控制总热量摄入。

△限制糖类摄入，使其小于总热量的 60%，不吃蔗糖、蜂蜜、甜食等。

△脂肪摄入量应小于总热量的 20%。

△每日胆固醇摄入量要低于 300 毫克，用植物油代替部分动物脂肪。

△多吃富含膳食纤维的食物和蔬菜，如粗粮、芹菜、菠菜、海带、木耳等。

· Ⅳ型血脂异常 ·

三酰甘油增高，胆固醇正常，前 β 脂蛋白异常增高，而 β 脂蛋白不升高，无乳糜微粒。其膳食原则为：

△超重者需减肥，将体重控制到标准体重。

△控制糖类摄入，每日摄入糖类为总热量的 50% ~ 60%。

△多食用含不饱和脂肪酸丰富的食物。

△胆固醇摄入量为每天 300 ~ 500 毫克。

· Ⅴ型血脂异常 ·

高前 β 脂蛋白血症兼高乳糜微粒血症，胆固醇可增高或正常。其膳食原则为：

△在保证正常体重的前提下，限制总热量摄入，脂肪占总热量的 20% 以下。

△蛋白质摄入量占总热量的 20% ~ 24%。

△胆固醇摄入量为每日 300 ~ 500 毫克。

△糖类摄入量占总热量的 50% ~ 60%。

△注意补充维生素 A 等脂溶性维生素和铁元素。

牢记"一二三四五"原则

每日健康饮食，还需做到"一二三四五"，即每天 1 袋牛奶、250 克主食、3 份高蛋白、4 要点（粗细搭配、甜咸适当、三四五顿、七八分饱）、500 克蔬菜和水果。对于血脂高的老年人群来说，常遵循"一二三四五"原则，可防病、抗癌、延年益寿。

1 袋牛奶

正常人每天需要 800 毫克的钙，而多数人饮食里只有 500 毫克，还差 300 毫克，差不多就是 1 袋牛奶（约 250 毫升）所包含的钙。

3 份高蛋白

每天进食 3 份高蛋白，每份可在 50 克瘦肉、1 个鸡蛋、100 克鱼虾、100 克鸡鸭肉、100 克豆腐、25 克黄豆中任意选择。

250 克主食

每天 250 克主食，消瘦和肥胖的人群可适当增减，并注意遵循饭前喝汤、细嚼慢咽、晚饭吃得少等原则，以保持体重在正常范围之内。

4 个要点

每天主食粗细粮搭配；饮食不宜太甜或太咸；少量多餐，每天三四五顿，即每天三正餐，并适量加餐；每餐七八分饱即可。

500 克蔬菜和水果

一般是 400 克蔬菜和 100 克水果。新鲜的蔬菜和水果中含有丰富的纤维素、维生素和矿物质，可帮助控制体重、降低血脂、预防肥胖、降低患心血管疾病的风险。

了解自己每日所需热量

人们从饮食中获取热量来维持机体的生命活动，但如果热量摄入过量，剩余的热量就会储存在体内，容易引起高血脂，甚至引发动脉粥样硬化、心脑血管疾病等。

要避免多余的热量，首先要了解自身需要多少热量。**每日总热量 = 每日每千克体重所需热量 × 标准体重。**不同的体型对于能量的需求不同，不同活动的体力消耗不同，每日所需热量也不尽相同。体型的判断可根据体重指数计算法，即前文所说的 BMI 值来确定。除此之外，还需考虑到工作强度和日活动量。想要降血脂，必须控制好体重，把握好每日进食量与体力活动量之间的平衡。

· 极轻体力劳动者 ·

工作以坐着为主，如办公室一族、前台人员、电话接线员等。

△每日每千克体重所需热量 83 ~ 105 千焦（20 ~ 25 千卡）。

△每日需蛋白质总量约 60 克。

· 轻体力劳动者 ·

工作需要站立或少量走动，如实验室操作人员、教师、超市和商场店员、迎宾人员等。

△每日每千克体重所需热量 105 ~ 126 千焦（25 ~ 30 千卡）。

△每日需蛋白质总量约 80 克。

· 中度体力劳动者 ·

工作中需要轻度活动的人群，如机动车驾驶人员、医院护士、车床工作者、上门维修人员、平时有轻微运动的人群等。

△每日每千克体重所需热量 126 ~ 146 千焦（30 ~ 35 千卡）。

△每日需蛋白质总量约 80 克。

· 重体力劳动者 ·

日常需要较大运动量，如非机械化的农业劳作、舞蹈人员、体育运动员等。

△每日每千克体重所需热量 146 ~ 167 千焦（35 ~ 40 千卡）。

△每日需蛋白质总量约 90 克。

日常工作生活中需要重体力，如采矿、修路、装卸等。

△每日每千克体重所需热量在 167 千焦（40 千卡）以上。

△每日需蛋白质总量 90 ~ 100 克。

写饮食日记，随时审视饮食习惯

从现在开始记录饮食日记吧，记下自己每天所吃掉的食物，能帮助你真正做到控制饮食。因为很多时候，我们很可能没有意识到自己的饮食行为，有些饮食习惯是条件反射式的，并没有多加思考。比如，躺在沙发上看电视的时候，很多人会习惯性地吃些点心。如果知道自己将要记录所吃的每一种食物，大脑会有短暂停顿——我真的想吃这些东西吗？我需要吃这些东西吗？从而起到一定的约束和控制作用。

除此之外，写饮食日记，记录每日摄入的食物及热量，我们会更直观地了解到自己存在哪些错误的饮食习惯。我们不仅能记下所吃的食物，而且还能写下"自我毁坏式饮食"时的时间和当时的心情。这样，一旦发现不好的饮食模式后就可以快速地改变它。通过写饮食日记降血脂或减肥，通常需要做到以下 3 大要点。

· 要点 1 记录饮食内容和热量 ·

审视自己每天都吃了哪些食物，借此找出高血脂的元凶，有效改善饮食习惯，才能成功降脂或减肥。记录时最好连和谁一起吃饭也记录下来。因为和不同的对象吃饭，也会影响饮食内容。

· 要点 2 重点记录"高危"食品 ·

用各种颜色的笔标示容易导致肥胖和血脂异常的食品。比如，在一天的饮食当中，用红色笔记录高脂肪食品，黄色代表糖类食品，紫色笔记录高胆固醇食品。用颜色区分，不但能让"高危"食品一目了然，还可以增强大脑警示效果，也能克制自己的食量。

· 要点 3 随身携带小手札，随时记录 ·

如果回家之后才写饮食日记，很容易忘记详细的状况。不妨准备一个可爱而且方便携带的小手札，随时做记录，效果才会更好。

细嚼慢咽、七八分饱，预防饮食过量

正确的进食方式，对控制血脂也有辅助效果。从现在开始，改掉狼吞虎咽的坏习惯，细细咀嚼每一份食物，多吃低热量的、有嚼劲的食物，每顿饭吃七八分饱，这样可以帮助控制进食量，增添饱腹感，让你在不知不觉中就瘦下来，对稳定血脂水平有一定的帮助。

·每口咀嚼20～30次·

研究发现，进食20分钟后，人体的饱食中枢才会受到相应的刺激。因此，当食物进入嘴里后，不要着急狼吞虎咽，一定要细嚼慢咽，在嘴里咀嚼20～30次之后再咽下去。这样，即使吃的没有十足饱，大脑的中枢也很容易得到饱腹感，就不会吃多了。另外，还可以在食物中加入根茎类、魔芋等嚼劲大的食物，可以防止吃得太快和太多。

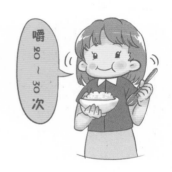

·每顿饭吃七八分饱·

对高血脂而言，吃得过多不仅会血脂得不到控制，增加动脉硬化的风险，还会使血液过多集中在胃肠道，容易造成心脏和大脑等器官供血不足，引起身体不适。因此，适量饮食非常重要，每餐七八分饱即可，尤其是晚饭，更要少吃。

饭前先喝汤，吃完蔬菜再吃肉

吃饭时按照一定的顺序进餐，对稳定血脂、预防肥胖等都有一定的帮助。在日常饮食中，不妨先喝汤，然后再吃蔬菜，接着吃鱼肉类，最后吃主食。尤其较胖的血脂偏高的人群，更要坚持这一进食顺序。

·饭前先喝汤·

俗话说："饭前喝汤，苗条又健康；饭后喝汤，越喝越胖。"这是有一定的道理的。有研究证实，对于那些想要通过控制饮食来降低体内脂肪的人群来说，如果每周坚持饭前喝汤，坚持3个月，体重会减轻至少20%，血脂也会得到适当的控制。

△午餐喝汤更合适。营养专家指出，午餐喝汤吸收的热量较少，因此，为了防

止长胖，血脂异常的人群宜选择中午喝汤。

△尽量减少食用高脂肪、高热量的食物做汤，如老母鸡、猪蹄等。如果要用它们做汤，在炖汤的过程中要注意将多余的油脂撇去。

△可以多用去皮的鸡肉、去皮的鸭肉、瘦肉、鱼肉、冬瓜、丝瓜、香菇、墨鱼等低脂肪食物做汤。

△汤要慢慢喝。慢慢喝汤会延长食物消化吸收的时间，让人容易有饱胀感而不至于吃得太多。而快速喝汤，当你意识到饱了时，可能已经摄入了超过所需营养的食物，不利于降血脂。

吃完蔬菜再吃肉

糖类，即碳水化合物，是人体主要的能量来源。糖类主要来源于日常饮食中的主食，比如米饭、面条、面包等。适量的糖类能够增强体力、保护身体内脏器官，但如果过量，过多的糖类就会在体内蓄积起来，转变为脂肪，使人变得肥胖，而肥胖又是高血脂的"杀手"。因此，在日常饮食中一定要注意热量摄入与消耗的平衡，糖类摄入切不可过多。

饮食中不妨按照蔬菜→肉•鱼→主食的顺序进餐，这样不仅可以保证机体摄入足够的营养素，又不至于因为摄入过多热量而造成肥胖和血脂升高。想要降血脂和减肥的人群不妨坚持依照这样的顺序进餐，坚持下来将会取得较好的效果。

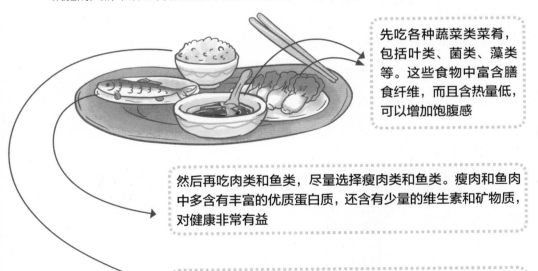

先吃各种蔬菜类菜肴，包括叶类、菌类、藻类等。这些食物中富含膳食纤维，而且含热量低，可以增加饱腹感

然后再吃肉类和鱼类，尽量选择瘦肉类和鱼类。瘦肉和鱼肉中多含有丰富的优质蛋白质，还含有少量的维生素和矿物质，对健康非常有益

最后再吃主食，包括米饭、粥、面条、馒头、面包、三明治等，并注意尽量少吃这类食物。这样可以有效降低体内的血糖值，对预防肥胖、高血脂、高血糖等都有帮助

吃"好糖"，拒绝"坏糖"

糖类对血脂的影响是比较复杂的，一方面，摄入过多的糖类，容易引起肥胖，并导致血脂代谢异常；而且，糖类中的单糖和双糖摄入过多，本身又可以直接转化为内源性三酰甘油，容易导致高血脂特别是高三酰甘油血症的发生。也就是说，糖类是能够诱发或者加重高血脂的。

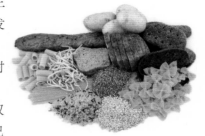

不过，糖类的种类很多，不同种类的糖类对血脂的影响也不尽相同。在能量相同的情况下，多糖可以让血清三酰甘油水平降低，而单糖和双糖则可以让三酰甘油水平升高，特别是肥胖或已有三酰甘油增高的人群更为明显。所以，我们应该多吃一些含多糖的糖类，也就是优质的糖类，而少吃单糖和双糖，即劣质糖类。

一般来说，复杂的糖类（多含有膳食纤维和蛋白质）含有多糖，它们进入血流的速度较慢，所以升高血糖水平的速度更为平缓。结果就是使血糖水平趋于稳定，这意味着人脑不会在短时间内收到饥饿信号，食欲会下降。此外，复杂的糖类脂肪含量较低，还含有部分纤维素，纤维是不会产生热量的，而且还容易增加饱足感。这就意味着我们吃的东西会更少，摄入的热量更低。

那么，哪些食物中含有优质的糖类呢？全麦食品、谷类食品、糙米、荞麦、燕麦、土豆、红薯等都属于复杂的糖类。还有一些蔬菜和水果中也含有优质的糖类，日常饮食中可以适当增加摄取量。

"好糖"

包含膳食纤维、蛋白质等

◎ 小麦

◎ 大麦

◎ 燕麦

◎ 全麦面包

◎ 糙米

◎ 红薯

◎ 蔬菜

◎ 豆类（如黄豆、豌豆）

"坏糖"

几乎不含膳食纤维、蛋白质

◎ 薯片

◎ 糖果

◎ 巧克力

◎ 白面包

◎ 添加甜味剂的饮料

谷物粗细搭配，既清血管又养肠胃

血脂高的人群，主食宜粗细搭配着吃，这样可以帮助降血脂，预防胆固醇和血糖升高，降低发生2型糖尿病、肥胖、高血脂、结肠癌等慢性病的风险。

细粮

精白米、精白面等谷类，在精加工的过程中，容易丢失B族维生素、矿物质、膳食纤维等对降血脂有帮助的营养成分，而且细粮由于口感细腻更容易被人体消化吸收，但也容易导致餐后血糖急剧上升，不利于体重和血脂控制。

粗粮

粗粮是相较于精米、白面等细粮而言的粮食种类，包括玉米、小米、黑米、燕麦、荞麦等谷物，黄豆、绿豆、黑豆等豆类以及红薯、土豆等薯类。粗粮精制程度低，其中保存了许多细粮中没有或较少的营养成分。粗粮消化速度慢，可增加饱腹感，减少人体对其他食物的摄入。

粗细粮各有优劣，对于血脂水平异常的人群而言，日常膳食中，应增加粗粮摄入，以利于控制血糖和血脂水平。但粗粮口感粗糙，长期单独食用，不仅不容易消化，而且容易造成营养不良。特别是对于肠胃功能较弱的中老年人群来说，更是如此。因此，日常饮食中应做到粗细搭配，既能补充营养，有利于消化吸收，还有助于降低血糖、糖尿病、肥胖、脂肪肝和心脑血管病的患病风险。

为了让餐桌丰富起来，可以做到食物多样化搭配。

△玉米、小米、燕麦、全麦粉等可直接作主食，如小米粥、燕麦粥、绿豆粥等。

△在小麦面粉中混合玉米粉、绿豆粉，或选用全麦粉直接作主食。

△白米中放一把糙米、燕麦、红豆、绿豆等（保证全谷物占全部食物的1/3），来烹制米饭。

△把粗杂粮融入菜肴，如将红豆、芸豆、黑豆和其他食材一起做成烩菜煮食等。

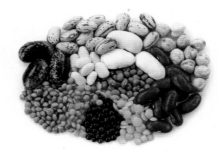

降脂三宝：菌类、海藻和叶类蔬菜

菌菇类、海藻类以及叶类蔬菜等食材均含有丰富的维生素、膳食纤维及矿物质，且不含脂肪，可起到非常好的降血脂作用，家庭餐桌不妨常准备此类食材。

· 菌菇类食物 ·

常见的菌菇类食物有金针菇、草菇、杏鲍菇、黑木耳、香菇、银耳等。菌菇类食物富含 B 族维生素，特别是维生素 B_1、维生素 B_2、烟酸、叶酸。B 族维生素能促进脂质代谢，可有效降低血中胆固醇及三酰甘油，还能降低心血管疾病的风险。其还含有丰富的膳食纤维，可改善便秘，帮助排除体内毒素和废物，还能促进体内脂蛋白的代谢，有助于保持血管通畅。

食用方法：菌菇类食物用来炖煮、蒸或凉拌，既美味，营养价值也较高。

· 海藻类食物 ·

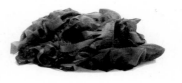

海藻类食物包括海带、紫菜、裙带菜、海白菜、发菜等。海藻类食品中含有丰富的矿物质，包括钙、铁、钠、镁、磷、碘等。现代科学认为，常食海藻类食品能有效降低血脂和血液凝固性，抗血小板凝集，改善血液流速，提高高密度脂蛋白胆固醇含量，降低低密度脂蛋白胆固醇水平，从而多方面预防高血脂和动脉粥样硬化的发生。

食用方法：海藻类食品常用来凉拌、做高汤或炖煮食用。

· 叶类蔬菜 ·

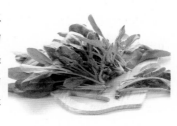

叶类蔬菜，特别是绿叶蔬菜，如菠菜、芹菜、上海青等，它们都含有丰富的膳食纤维、维生素和矿物质，尤其是维生素 C 的含量。常吃叶类蔬菜有助于降低血脂，减缓血糖升高速度，维持肠道内有益菌群的恒定性，对预防高血脂、高血压、高血糖、动脉粥样硬化等都有重要的作用。

食用方法：叶类蔬菜适合急火快炒、凉拌后食用，或直接烫熟了吃。

吃肉有学问，吃对了可减少脂肪摄入

肉类是蛋白质、B族维生素、铁等营养素的重要来源，日常饮食中不可或缺。但是如果是血脂偏高的人群，吃肉要有所选择，以避免摄入过多的饱和脂肪，饱和脂肪可导致血液黏稠度增加、血流变慢，进而增加患高血脂的概率。

· "白肉"优于"红肉" ·

为了降低脂肪的摄入，应该吃对肉。比如，"白肉"（鸡肉、鸭肉、鱼肉）与"红肉"（猪肉、羊肉、牛肉）相比，脂肪含量相对较低，不饱和脂肪酸含量较高，特别是鱼肉，含有较多的不饱和脂肪酸，对防止血脂异常具有重要作用。因此，血脂异常的人群可将"白肉"作为肉类的首选食物。有些人不爱"白肉"爱"红肉"，那么相比猪肉和羊肉，牛肉则更适合。

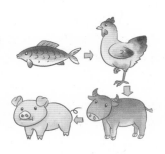

· 选择脂肪含量少的部位 ·

除去鱼肉之外，通常猪里脊肉、猪后腿肉、牛后腿肉、牛里脊肉、牛肩肉、鸡胸肉、鸡腿肉、鸡翅、鸭胸肉、鸭腿肉等部位的脂肪含量较低，胆固醇含量也低，可以作为畜禽肉类的优先选择。肥肉、夹有脂肪的肉以及五花肉都不宜选择。另外，像腊肠、熏肉、香肠等肉类也应远离。

· 吃肉要适度 ·

血脂异常的人虽然可以开荤吃肉，但是也应该有所节制，建议每天食用量不超过100克，且吃"红肉"时最好清炖（炖2小时以上）。经过长时间的炖煮，肉里面的油脂消除了很多，饱和脂肪酸的含量也大幅度下降了。从营养的角度来说，炖到软烂的红肉还保留了肉原本的营养成分，如维生素 B_1、蛋白质和必需脂肪酸等，而且肉的胶质部分更容易被人体消化吸收，特别适合肠胃不好的人群及老年人食用。

· 烹饪时去掉部分油脂 ·

除了在选择肉类时有所讲究外，烹饪时用对方法可以去除部分油脂。

△肥肉、鸡皮、鸭皮、猪皮等油脂多的部分，应该在烹饪前去掉，这样能去掉

其中大部分脂肪。此外，去掉皮和肥肉的畜禽肉，其蛋白质含量也相对更高。

△将猪肉、鸡肉、牛肉等原材料切好后放入锅中进行余水处理，可以去除血污杂质及腥膻等异味，并去除部分油脂。

△将肉切成薄片后再烹饪，可以增加食物表面积，在烹饪过程中油脂更容易去除，进而减少油脂的摄入。

△另外，用蒸锅或电锅加热烹饪，也可以去除部分脂质。

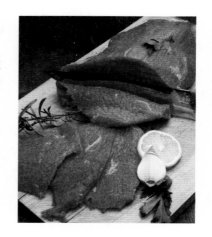

海鱼是降血脂的好帮手

深海鱼类中含有较多的不饱和脂肪酸，这些脂肪酸不仅不会升高血脂，而且是降低血脂的"好帮手"。海鱼中的不饱和脂肪酸高达70%～80%，且不饱和脂肪酸以 ω-3 脂肪酸为主，这种脂肪酸人体自身不能合成，必须通过食物才能获得，属于必需脂肪酸。这种必需脂肪酸具有降低血液中胆固醇含量的作用。

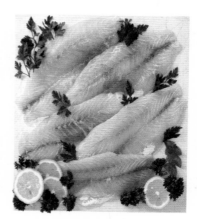

ω-3 脂肪酸的食物来源减少，我们平时常吃的谷类、蔬菜、水果、豆类等，几乎都不含这种脂肪酸，因此，建议每周吃两次海鱼，以保证身体所需的 ω-3 脂肪酸的量。家庭常吃的、容易购买的海鱼有带鱼、黄鱼、三文鱼、鳕鱼等。

吃对油，能防治血脂异常

可用于食用的油脂有动物油和植物油两大类。由于大部分动物油脂中饱和脂肪酸的含量较高，能加剧动脉粥样硬化，不利于降血脂，所以不宜选用。而植物油中则以不饱和脂肪酸含量居多，具有预防高血脂、冠心病和动脉粥样硬化的作用，因此烹调用油应多选用植物油。

植物油的类型较多，具体选择时应尽量选用含多不饱和油脂的植物油。多不饱和油脂有利于降低血液中的胆固醇水平。

椰子油、棕榈油等含有的油脂多为饱和油脂，其中的饱和脂肪酸含量高，想要降血脂，应减少食用此类型油脂 ☆☆☆

花生油、菜籽油、玉米油等含单不饱和油脂较多，它们不改变血胆固醇水平，可以食用。 ☆★★

芝麻油、红花油、豆油、葵花子油、棉籽油等油脂中含多不饱和脂肪酸较多，血脂异常者应多食用这类油脂。 ★★★

选对烹饪方法，享受低脂美味

科学的烹饪方法可以帮助我们减少脂肪的摄取量，抑制脂肪在血管壁中沉积，让降脂工作事半功倍。常见的对降血脂有帮助的烹饪方法有：蒸、炖、煮、拌、煨等。

△蒸熟的食物不仅能保留更多的原汁原味，其本身含有的多酚类物质也会比其他烹饪方式保存得多，而这类物质有很好的抗氧化作用，可以减少胆固醇氧化沉积。

△炖出的食物味道浓郁、质地熟软，也不会产生过多的有害致癌物质，且经过长时间小火炖煮后，食材营养更易被人体吸收。

△通过煮的方式，可以减少食材中水溶性维生素的流失，而且能使这些水溶性维生素溶解在汤中，更容易被吸收，且安全系数高，对降低血脂有一定的辅助作用。

△拌出来的食物通常鲜嫩爽口、清香生脆，而且食材中的很多营养素都可以被更好地保存，而这些营养素对消脂减肥有一定的帮助。

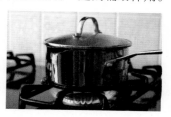

△相比于炒、炸、煎等方法，经过煨的菜肴油脂含量通常较少，对防治血脂异常有一定的作用。

此外，还有一些不适合高血脂人群使用的烹饪方法，需要引起注意。一般不推荐使用的烹饪方法有：煎、炸、烤、熏等。这类烹饪方法烹制的食物通常具有高热量、高脂肪、高糖类等特点，不利于降血脂。

远离动物脑、内脏等高胆固醇食物

胆固醇过多会严重影响健康，尤其是对血脂高的人群来说，甚至可能会威胁生命。摄入的食物是血液中胆固醇的重要来源，因此，控制饮食非常重要，一些含有大量胆固醇的食物更应该引起高度注意。

猪脑

猪脑中的胆固醇含量极高，每100克猪脑中含有约2571毫克的胆固醇，食用后可使血液中的胆固醇水平升高。高胆固醇者、冠心病患者、高血压患者等均应忌吃猪脑。好在在日常生活中，猪脑并不是常吃的食物，如果一定要吃的话，每年最多不要超过两次。

内脏

和猪脑相比，内脏是很多人都喜欢吃的食物，如猪腰、猪肝、猪肾、猪心、猪肺、猪大肠等，鸡、鱼、牛、羊等动物的内脏也一样受到欢迎。但它们都含有较多的胆固醇，应尽量少吃。如果要吃的话，每个月最好不要超过两次。

蛋黄

鸡蛋、鸭蛋、鹅蛋、鹌鹑蛋等蛋类的蛋黄中都含有大量的胆固醇，即使是经过加工的茶叶蛋和松花蛋，其蛋黄中胆固醇含量也极高。不过，虽然蛋黄中的胆固醇含量高，但其中含有的卵磷脂也非常丰富，卵磷脂对阻止胆固醇和脂肪在血管壁的沉积有帮助。一般来说，普通成年人每天吃1颗鸡蛋，对血中胆固醇并无明显影响。安全起见，血脂高的人，每周吃鸡蛋的量应控制在2～3颗。

鱿鱼

鱿鱼中的脂肪含量很少，按理来说是适合高血脂人群食用的，但如果是干品就不合适了。鱿鱼经过加工干制后，其内脏很可能没有全部去掉，而内脏是胆固醇的"繁殖地"。所以，干鱿鱼要少吃或不吃，如果吃，每周最好不要超过两次。

奶制品

牛奶本身并不属于高胆固醇类食物，但奶油、黄油、巧克力奶等奶制品却含有较多的胆固醇，而且还含有较多的饱和脂肪酸油脂，饱和脂肪酸油脂能提高胆固醇的含量，并降低人体排出胆固醇的效率，因此，日常饮食中可以多喝牛奶，但要少吃奶制品。

骨汤

有些人认为喝骨汤可以补钙，因此每天喝大骨汤。其实，骨汤和大棒骨里并没有多少钙，吃进去的几乎都是胆固醇，长期食用很容易导致肥胖甚至高血脂。所以，骨头汤可以偶尔喝，但不要过量。

鸡汤

鸡汤中含有丰富的营养，但对于血脂过高的人群来说，则不适合食用。鸡汤中的脂肪被吸收后，会促使胆固醇进一步升高，引起冠状动脉硬化等。另外，鸡汤还会导致体内三酰甘油水平升高，不利于血脂水平的控制。如果要喝鸡汤的话，最好去除鸡皮、鸡油后再炖，喝汤前也要先"撇油"再喝。

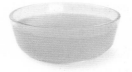

警惕餐桌上的"隐性脂肪"

现在很多人已经知晓低脂饮食的重要性，并在日常膳食中认真执行，然而，有很多打着"低脂"旗号的高脂肪食物却容易被我们所忽视，生活中应多加警惕。

色拉酱

色拉酱不甜腻，很多人在做凉拌菜和水果沙拉时都喜欢用它，甚至不自觉地多放。其实，色拉酱的主要原料是色拉油和蛋黄，其中 70% 以上都是脂肪。如果你喜欢吃色拉，又想要控制血脂水平，则应减少用量。

面包和糕点

很多西式的面包和蛋糕都是由黄油和鸡蛋制成的，中式糕点中也常常会放有很多面粉、糖、猪油等，不利于血脂水平的控制。如果要吃，可以吃些全麦面包和无糖糕点，但也要注意控制量。

各种馅心食品

市售的很多馅心食品，如月饼、汤圆、老婆饼等，其馅心制作过程中都会加入猪油、糖等成分，是较为常见的"隐性脂肪"，应少吃。如果想吃馅心食品，可在家自制低油、少糖的馅心食品。

饼干

现在市面上有很多标榜"无糖"的饼干，看似不含糖类，但其实它里面含有的油脂热量远远超过糖类所提供的热量。所以，饼干要尽量少吃，如果想吃，可以吃些粗纤维的无糖饼干。

外出就餐时的正确选择

保证血脂平稳建议自己在家烹煮食物，但是对于现代人来说，在外就餐是免不了的情况。那么，如何才能保证外食的健康呢？这就需要你掌握正确的外食技巧，选择合适的食物，从而避免血脂上升。

· 选择口味清淡的餐厅 ·

为了让菜式味道更香，很多餐馆的口味通常都较重，但或辛辣刺激、或油腻厚重的食物不仅会损害肠胃，对降血脂也无益处。所以，外出就餐时应尽量选择口味比较清淡的餐厅，点清淡健康的菜式，尽量选择蒸煮的菜肴，少吃油炸和油煎的菜肴。

· 尽量避免选择单一食物 ·

在外就餐，比较容易发生的情况就是长期选择单一食物，尤其是很多上班族，为了赶时间、图方便，往往就点些汤面、炒饭、蒸饺等单一的食物，长期如此对身体健康很不利。人体需要多样化的营养物质，外出就餐应尽量选择多样化食材，尤其要加强蔬菜、水果类的摄取，肉类则要避免过多摄入，并注意尽量选用鸡、鸭、鱼、瘦肉等低胆固醇的肉类。

· 选择自己清楚的菜式 ·

这道菜到底是什么食材做的？这种食材对血脂水平会产生哪些影响？吃多少比较合适？这些问题都要弄清楚再进食。

· 尽量选择用植物油烹制的菜肴 ·

动物油可以让菜看看起来更漂亮、有光泽，味道也更香，但对于血脂高的人群，则极为不利。动物油中含有过多的饱和脂肪酸，很容易导致血脂升高。所以，应尽量选择用植物油烹调的菜肴，如有必要可事先跟餐厅相关人员说明。

· 酒，能不喝就不喝 ·

有时候在外就餐，亲朋好友相聚，免不了喝酒助兴，或是单位应酬，也可能有需要喝酒的情形。对此，要注意控制好场面，把握好度，做到能不喝就不喝，因为过量饮酒容易使病情恶化。

3
PART

明星食（中药）材

——吃对了，才能既降脂又补营养

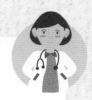

在常见的各类食材和中药材中,有诸多降脂"明星",只要吃对了,不仅能有效降低血脂,而且还能为患病人群补充足够的营养。

谷物粮豆类

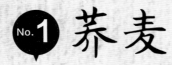 No.1 荞麦

降低血液中的胆固醇

性味归经：性凉，味甘，归肾、大肠经

热量：约 1356 千焦

每日适用量：约 60 克

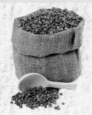

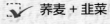 降脂关键

　　荞麦中含有丰富的可溶性膳食纤维、烟酸、芦丁、镁、钾等。烟酸有促进新陈代谢、扩张毛细血管和降低胆固醇的作用；芦丁有降低人体血脂和胆固醇、软化血管、保护视力和预防脑出血的作用；镁、钾等均有降低血液胆固醇的功效。

搭配建议

✓ 荞麦 + 韭菜

✓ 荞麦 + 黄豆

✓ 荞麦 + 莱菔子

No.2 燕麦

降低血脂

性味归经：性平，味甘，归脾、肝经

热量：约 1536 千焦

每日适用量：约 40 克

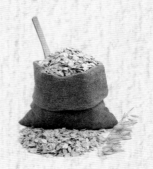

降脂关键

　　燕麦含有丰富的可溶性膳食纤维，能大量吸纳体内胆固醇并排出体外，有效减少食物中的胆固醇在肠道内被人体吸收的机会，从而降低血液中的胆固醇含量。另外，燕麦中富含皂苷素，可以调节人体的肠胃功能，降低胆固醇和三酰甘油的吸收。

搭配建议

✓ 燕麦 + 牛奶

✓ 燕麦 + 小麦

✓ 燕麦 + 南瓜

注：本章提供的热量数值是指每100克食物中所含的热量。

No.3 玉米

降低胆固醇、软化血管

性味归经：性平，味甘、淡，归脾、胃经

热量：约 444 千焦

每日适用量：约 100 克

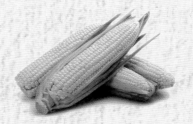

降脂关键

玉米含有丰富的膳食纤维、钙、镁、硒等物质以及卵磷脂、维生素E、亚油酸等。钙能抑制机体内胆固醇合成酶活性，从而减少人体对胆固醇的吸收，降低血清胆固醇；亚油酸可以减少胆固醇在血管壁沉积，软化动脉血管。

搭配建议

☑ 玉米 + 山药

☑ 玉米 + 鸡蛋

☑ 玉米 + 松仁

No.4 薏米

预防高血脂、高血压

性味归经：性微寒，味甘、淡，归脾、肾、肺经

热量：约 1494 千焦

每日适用量：约 75 克

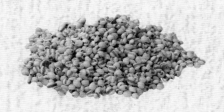

降脂关键

薏米是谷物中含纤维素较多的食物，其丰富的水溶性纤维素，可以降低血液中胆固醇及三酰甘油含量，有效预防高血压、高血脂；薏米中的硒元素可维持正常的胰岛功能，促进胰岛素的分泌，调节血糖，有助于预防高血脂并发糖尿病。

搭配建议

☑ 薏米 + 香菇

☑ 薏米 + 腐竹

☑ 薏米 + 银耳

No.5 黑豆

减脂美容、软化血管

性味归经：性平，味甘，归脾、肾经

热量：约 1595 千焦

每日适用量：约 40 克

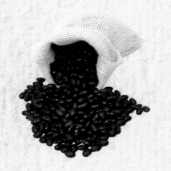

降脂关键

　　黑豆中含有丰富的大豆球蛋白、亚油酸、卵磷脂、亚麻酸等，这些营养成分都有助于防止多余的脂类物质在血管壁上沉积，可以软化和保护血管。另外，黑豆中所含有的不饱和脂肪酸和丰富的镁元素也可以有效降低血清中的胆固醇。

搭配建议

 黑豆＋橙子

 黑豆＋牛奶

No.6 黄豆

预防高血脂及血管硬化

性味归经：性平，味甘，归脾、大肠经

热量：约 1503 千焦

每日适用量：约 30 克

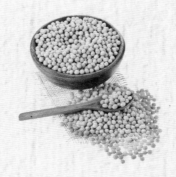

降脂关键

　　黄豆中含有的特殊成分异黄酮能降低血压和胆固醇，可预防高血压、高血脂及血管硬化。而且黄豆中的皂苷、大豆卵磷脂等营养成分能帮助预防过多的脂肪在肝脏中积存，有助于防治高血脂并发脂肪肝、肥胖症。

搭配建议

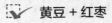 黄豆＋红枣

No.7 绿豆

降低血脂、保护心脏

性味归经: 性凉, 味甘, 归心、胃经

热量: 约 1323 千焦

每日适用量: 约 40 克

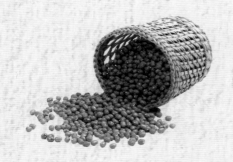

降脂关键

　　绿豆中含有多糖、不饱和脂肪酸等, 这些营养成分能够分解胆固醇和三酰甘油, 防止过量的脂类物质在血管壁上沉积, 有助于降低血脂、延缓动脉硬化、保护心脏。绿豆中的低聚糖很难被人体消化吸收, 所以提供的热量低, 适合肥胖型高脂血症患者。

搭配建议

✔ 绿豆 + 大米

✔ 绿豆 + 南瓜

✔ 绿豆 + 蒲公英

No.8 黑芝麻

调节胆固醇、降低血脂

性味归经: 性平, 味甘, 归肝、肾、大肠经

热量: 约 2223 千焦

每日适用量: 20 ~ 30 克

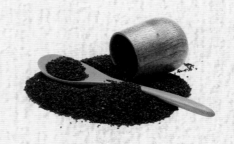

降脂关键

　　黑芝麻含有丰富的亚油酸和维生素 E, 维生素 E 能增强亚油酸的功能, 使后者更好地起到调节胆固醇、降低血脂、预防动脉硬化的作用。此外, 黑芝麻含有丰富的膳食纤维, 可将肠道内过多的脂肪、糖、毒素排出体外, 起到降脂作用。

搭配建议

✔ 黑芝麻 + 海带

✔ 黑芝麻 + 桑葚

✔ 黑芝麻 + 枸杞

✔ 黑芝麻 + 核桃

蔬菜类

No.1 韭菜

降低血清胆固醇

性味归经：性温，味甘、辛，归肝、肾经

热量：约 109 千焦

每日适用量：约 60 克

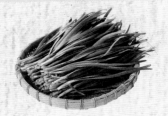

> · 降脂关键 ·

　　韭菜中含有大量的膳食纤维，能够降低胆固醇，有效预防高脂血症。韭菜中的膳食纤维十分丰富，膳食纤维可以加速脂肪排出体外，并可干扰胆固醇的吸收，有助于降低血清中的胆固醇含量。

> · 搭配建议 ·

☑ 韭菜 + 黄豆芽

☑ 韭菜 + 豆腐

No.2 菠菜

预防心血管疾病

性味归经：性凉，味甘，归大肠、胃经

热量：约 100 千焦

每日适用量：80 ~ 100 克

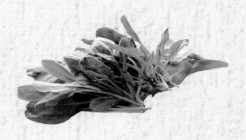

> · 降脂关键 ·

　　菠菜中大量的膳食纤维可缓解血糖上升速率，刺激肠胃蠕动，帮助排便和排毒，加快胆固醇的排出。菠菜中所含的铬元素能提高人体内的高密度脂蛋白，有效降低胆固醇，并有助于降低体脂含量，对动脉硬化、高血压等心血管疾病均有辅助作用。

> · 搭配建议 ·

☑ 菠菜 + 鸡蛋

☑ 菠菜 + 胡萝卜

No.3 芹菜

有益于脂肪代谢

性味归经：性凉，味甘、辛，归肺、胃、经

热量：约 59 千焦

每日适用量：约 100 克

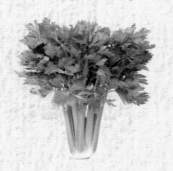

· 降脂关键 ·

芹菜中含有丰富的挥发油、甘露醇等，能抑制肠道对胆固醇的吸收，从而降低血脂。芹菜在经过肠内消化时可以产生一种名叫木质素的物质，这种物质能在肠道中形成橡胶质的薄膜，与体内的胆固醇结合并将其排出体外，有助于降低血脂。

· 搭配建议 ·

☑ 芹菜 + 牛肉

☑ 芹菜 + 茭白

☑ 芹菜 + 西红柿

No.4 上海青

减少脂类吸收

性味归经：性温，味辛，归肝、肺、脾经

热量：约 96 千焦

每日适用量：约 100 克

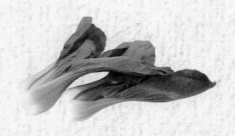

· 降脂关键 ·

上海青为低脂肪蔬菜，而且其含有丰富的膳食纤维，能与胆酸盐和食物中的胆固醇及三酰油结合，并从粪便中排出，从而减少脂类的吸收。上海青还含有丰富的维生素 C，能够促进人体新陈代谢，加速脂肪燃烧。

· 搭配建议 ·

☑ 上海青 + 蘑菇

☑ 上海青 + 黑木耳

No.5 西蓝花

分解和清除胆固醇

性味归经：性平，味甘，归肾、脾、胃经

热量：约 138 千焦

每日适用量：100 ~ 150 克

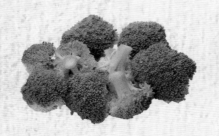

降脂关键

西蓝花中所含的植物固醇，其结构与胆固醇相似，能够在肠道中与胆固醇竞争吸收途径，可有效降低血液中的胆固醇水平。此外，西蓝花中的萝卜硫素能激活人体内的蛋白质，增强心血管细胞抗氧化的能力，有助于分解和清除胆固醇。

搭配建议

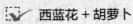 西蓝花 + 胡萝卜

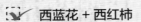 西蓝花 + 西红柿

西蓝花 + 枸杞

No.6 洋葱

降低血脂和血压

性味归经：性温，味辛、甘，归肝经

热量：约 163 千焦

每日适用量：约 80 克

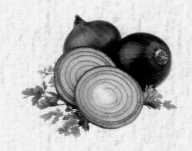

降脂关键

洋葱是极少数含有前列腺素 A 的蔬菜，能够扩张血管、降低血液黏稠度和血脂、减小外周血管和心脏冠状动脉的阻力、预防血栓，还能促进钠盐的排泄，从而使血压下降，有助于防治高血脂并发高血压。

搭配建议

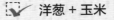 洋葱 + 玉米

洋葱 + 鸡蛋

洋葱 + 大蒜

No.7 莴笋

延缓肠道对脂类的吸收

性味归经：性凉，味甘、苦，归胃、小肠经

热量：约 59 千焦

每日适用量：约 60 克

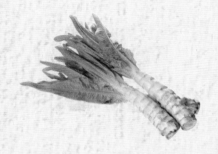

· 降脂关键 ·

　　莴笋脂肪含量很低，食用莴笋能够避免摄入大量脂肪。另外，莴笋中含有大量的膳食纤维和维生素，能促进肠道蠕动，延缓肠道对脂肪和胆固醇的吸收，是防治高脂血症的理想食物。莴笋中还含有丰富的钾，有助于保持人体动脉畅通，防止胆固醇蓄积。

· 搭配建议 ·

莴笋 + 猪肉

莴笋 + 蒜苗

莴笋 + 黑木耳

No.8 绿豆芽

降低总胆固醇含量

性味归经：性凉，味甘，归胃、三焦经

热量：约 75 千焦

每日适用量：约 100 克

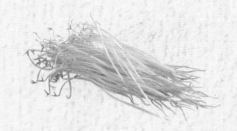

· 降脂关键 ·

　　绿豆芽富含维生素C，可影响高密度脂蛋白含量，将胆固醇转变为胆酸排出，从而降低总胆固醇。绿豆芽中的维生素C还可抑制胆固醇合成酶的活化，降低胆固醇合成速率，并能加速低密度脂蛋白降解，从而降低三酰甘油的含量。

· 搭配建议 ·

绿豆芽 + 猪肚

绿豆芽 + 韭菜

绿豆芽 + 鸡肉

No.9 芦笋

预防脂肪与糖分堆积

性味归经：性凉，味苦、甘，归
脾经
热量：约 80 千焦
每日适用量：约 50 克

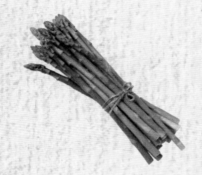

降脂关键

芦笋中丰富的铬元素能够调节血液中脂肪与糖分的浓度，预防脂肪与糖分在体内的堆积。芦笋还含有芦丁、维生素 C、甘露聚糖、胆碱、精氨酸等，对维持毛细血管形态、弹性及生理功能有较好的作用，可以防治高血脂并发高血压。

搭配建议

☑ 芦笋 + 黄花菜

☑ 芦笋 + 冬瓜

No.10 胡萝卜

降低血脂和血液黏稠度

性味归经：性平，味甘，归肺、脾经
热量：约 105 千焦
每日适用量：约 50 克

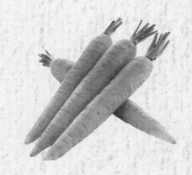

降脂关键

胡萝卜含有丰富的钾，钾有助于减少血管壁上的脂质附着、预防血管受损和硬化，达到降血脂、降低血液黏稠度、清洁血管、增加血管弹性的效果。胡萝卜还含有槲皮素、山柰酚等营养成分，能增加人体冠状动脉血流量，从而降低血压、血脂。

搭配建议

☑ 胡萝卜 + 绿豆芽

☑ 胡萝卜 + 菠菜

No.11 莲藕

减少人体对脂类的吸收

性味归经：性寒，味甘，归心、脾、胃经

热量：约 293 千焦

每日适用量：60 ～ 100 克

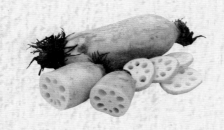

· 降脂关键 ·

莲藕中含有黏液蛋白和膳食纤维，能与人体内的胆酸盐和食物中的胆固醇及三酰甘油结合，使其从粪便中排出，从而减少脂类吸收。莲藕中丰富的维生素 C 可以减少低密度脂蛋白和三酰甘油的含量，增加高密度脂蛋白的含量，有助于防治高脂血症。

· 搭配建议 ·

✔ 莲藕 + 大米

✔ 莲藕 + 猪肉

No.12 西红柿

降低血浆胆固醇浓度

性味归经：性微寒，味甘、酸，归肺、肝、胃经

热量：约 80 千焦

每日适用量：约 100 克

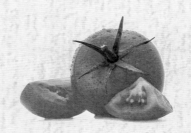

· 降脂关键 ·

西红柿中的番茄红素是一种脂溶性生物类黄酮，具有类似胡萝卜素的强力抗氧化作用，可清除自由基，防止低密度脂蛋白受到氧化破坏沉积在动脉壁上，降低血浆胆固醇浓度，保护心血管，预防高血脂并发动脉粥样硬化。

· 搭配建议 ·

✔ 西红柿 + 芹菜

✔ 西红柿 + 花菜

No.13 茄子

降低血液中胆固醇含量

性味归经：性凉，味甘，归脾、胃、大肠经

热量：约88千焦

每日适用量：60~100克

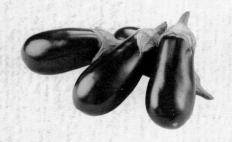

▶ 降脂关键 ◀

　　茄子中的锰元素具有促进脂肪代谢的作用，能加速细胞内脂肪的氧化，改善脂质代谢，并可减少肝脏内脂肪的堆积。另外，茄子富含芦丁，能增强人体毛细血管的弹性，同时也能降低血液中胆固醇含量，对高血压和维生素C缺乏症有一定的防治作用。

▶ 搭配建议 ◀

✓ 茄子＋猪肉　

✓ 茄子＋黄豆　

No.14 黄瓜

保护心血管

性味归经：性凉，味甘，归肺、胃、大肠经

热量：约63千焦

每日适用量：约100克

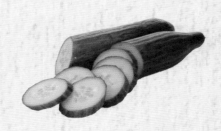

▶ 降脂关键 ◀

　　黄瓜中含有大量的膳食纤维，能够促进肠道排出食物残渣，减少肠道对于胆固醇的吸收，从而降低血脂。此外，黄瓜中的芦丁有保护心血管的作用，而且黄瓜的热量很低，十分适合高血脂并发肥胖症的人群食用。

▶ 搭配建议 ◀

✓ 黄瓜＋豆腐　

✓ 黄瓜＋蜂蜜

No.15 冬瓜

预防人体内脂肪堆积

性味归经：性凉，味甘、淡，归肺、大肠、膀胱经

热量：约 46 千焦

每日适用量：约 100 克

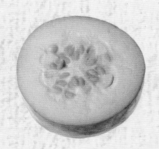

· 降脂关键 ·

冬瓜所含的热量极低，且不含胆固醇，尤其适合高血脂并发糖尿病、肥胖症等人群食用。而且冬瓜中含有丙醇二酸，能够抑制糖类转化为脂肪，可预防人体内的脂肪堆积，具有减肥、降脂的功效。

· 搭配建议 ·

 冬瓜 + 芦笋

No.16 苦瓜

减少低密度脂蛋白含量

性味归经：性寒，味苦，归心、肝、脾经

热量：约 80 千焦

每日适用量：约 100 克

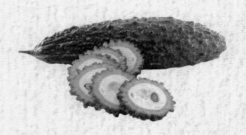

· 降脂关键 ·

苦瓜中维生素 C 的含量在瓜类中首屈一指，可减少低密度脂蛋白及三酰甘油的含量，增加高密度脂蛋白含量。苦瓜中含有的苦瓜素能使肠细胞网孔发生变化，减少脂肪、糖等大分子物质的吸收，切断三酰甘油和胆固醇的来源，从而降低血脂。

· 搭配建议 ·

 苦瓜 + 辣椒

 苦瓜 + 玉米

No.17 魔芋

减少脂肪和热量的摄入

性味归经：性温，味辛，归心、脾经

热量：约 0.029 千焦

每日适用量：80 ~ 100 克

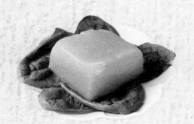

· 降脂关键 ·

　　魔芋的主要成分是一种名叫葡甘露聚糖的可溶性膳食纤维，葡甘露聚糖能抑制人体小肠对胆固醇、胆汁酸等物质的吸收，而且吸水后能膨胀至原体积的 30 ~ 100 倍，食后有饱足感，有利于减少脂肪和热量的摄入，是良好的降脂减肥食物。

· 搭配建议 ·

☑ 魔芋 + 芹菜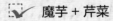

☑ 魔芋 + 鸡肉

No.18 香菇

防止脂质在动脉壁沉积

性味归经：性平，味甘，归肾、肝、胃经

热量：约 80 千焦

每日适用量：4 ~ 8 朵

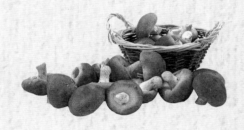

· 降脂关键 ·

　　香菇中所含有的香菇嘌呤可防止脂质在动脉壁沉积，能够有效降低胆固醇、三酰甘油。香菇中的天门冬素和天门冬氨酸，也有降低血脂、维护血管健康的功能。香菇还含有锌、锰、硒等营养成分，能调节人体糖代谢，有助于预防高血脂并发糖尿病。

· 搭配建议 ·

☑ 香菇 + 牛肉

☑ 香菇 + 鱿鱼

No.19 黑木耳

有利于体内脂肪消耗

性味归经：性平，味甘，归肺、脾、大肠、肝经

热量：约 858 千焦

每日适用量：约 15 克

· 降脂关键 ·

黑木耳富含的卵磷脂可使体内脂肪呈液质状态，有利于脂肪在体内消耗，减少血脂和防止胆固醇在体内沉积。黑木耳中的木耳多糖能抑制血小板聚集，降低血清总胆固醇、三酰甘油和低密度脂蛋白的含量，有抗血栓、降血脂、防止动脉硬化的作用。

· 搭配建议 ·

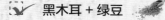 黑木耳 + 绿豆

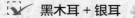 黑木耳 + 银耳

No.20 银耳

分解和排出胆固醇

性味归经：性平，味甘、淡，归肺、胃、肾经

热量：约 837 千焦

每日适用量：20 ～ 30 克

· 降脂关键 ·

银耳内含有大量的膳食纤维，可以刺激胃肠蠕动，帮助分解和排出胆固醇、三酰甘油，减少人体对脂肪的吸收。银耳中的胶质、银耳多糖等营养成分可抑制血小板聚集，预防血栓，保护血管环境，避免胆固醇附着，同时还能对抗肿瘤。

· 搭配建议 ·

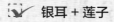 银耳 + 莲子

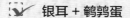 银耳 + 鹌鹑蛋

No.21 金针菇

稳定血糖、降低胆固醇

性味归经：性凉，味甘，归脾、大肠经

热量：约 109 千焦

每日适用量：20 ～ 30 克

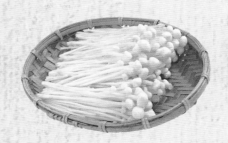

· 降脂关键 ·

金针菇含有丰富的膳食纤维和锌、镁、钾等，能降低胆固醇、抑制血脂升高、防治心血管疾病，同时还能有效稳定血糖。另外，金针菇含有一种叫朴菇素的营养成分，有抑制癌细胞的作用，能增强高血脂者对癌细胞的抗御能力，预防并发各种癌变。

· 搭配建议 ·

✓ 金针菇 + 豆芽

✓ 金针菇 + 豆腐

✓ 金针菇 + 猪肝

No.22 茶树菇

有效降低血糖和血脂

性味归经：性平，味甘，归脾、胃、肾经

热量：约 1168 千焦

每日适用量：20 ～ 30 克

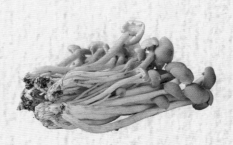

· 降脂关键 ·

茶树菇低脂低糖，且含有丰富的B族维生素和钾、钠、钙、镁、铁、锌等多种矿物元素，以及人体必需的8种氨基酸，能有效降低血糖和血脂，是高血脂、高血压和肥胖症患者的理想食品，也能有效防治高脂血症患者发生心血管病变。

· 搭配建议 ·

✓ 茶树菇 + 猪骨

✓ 茶树菇 + 鸡肉

水果、干果类

No.1 葡萄

防止血栓形成

性味归经：性平，味甘、酸，归肺、脾、肾经

热量：约 180 千焦

每日适用量：约 100 克

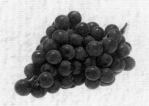

· 降脂关键 ·

葡萄是高钾低钠的水果，可以有效降低血压，阻止血栓形成，而且能够降低人体血清胆固醇水平和血小板的凝聚力，对高血脂引起的心脑血管疾病有预防和辅助治疗的功效。此外，葡萄中含有的白黎芦醇也是降低胆固醇的天然物质。

· 搭配建议 ·

✓ 葡萄 + 大米

✓ 葡萄 + 橙子

No.2 猕猴桃

降低血液中胆固醇浓度

性味归经：性寒，味甘、酸，归胃、脾经

热量：约 234 千焦

每日适用量：约 100 克

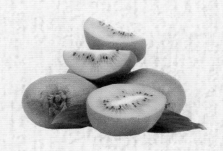

· 降脂关键 ·

猕猴桃含有丰富的果胶和维生素C，可降低血液中胆固醇浓度，能预防高血脂以及心脑血管疾病。猕猴桃还含有一种天然糖醇类物质——肌醇，能有效地调节糖代谢，有助于防治高血脂并发糖尿病。

· 搭配建议 ·

✓ 猕猴桃 + 薏米

✓ 猕猴桃 + 橙子

No.3 苹果

稳定血脂

性味归经：性平，味甘、微酸，归脾、肺经

热量： 约218千焦

每日适用量：约1个

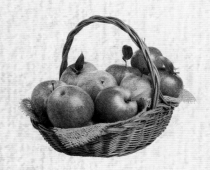

· 降脂关键 ·

苹果含有大量的果胶，这种可溶性膳食纤维可以促进人体血液中的胆固醇代谢，降低胆固醇水平，帮助体内多余的脂肪排出。苹果还富含维生素E，可促进脂质分解、代谢的活性，有助于胆固醇的转运和排泄，使血脂稳定。

· 搭配建议 ·

☑ 苹果＋洋葱

☑ 苹果＋枸杞

☑ 苹果＋牛奶

No.4 橘子

保持血管弹性

性味归经：性平，味甘、酸，归肺、胃经

热量： 约180千焦

每日适用量：约2个

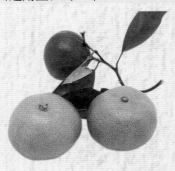

· 降脂关键 ·

橘子富含果胶、胡萝卜素和维生素C，这些营养成分既有降低胆固醇的作用，又能参与人体内的糖代谢，提高人体对葡萄糖的利用率，有效预防高血脂并发糖尿病。另外，橘络中所含的芦丁有助于保持血管的正常弹性和密度。

· 搭配建议 ·

☑ 橘子＋玉米

No.5 香蕉

降低血液中的胆固醇

性味归经：性寒，味甘，归脾、胃、大肠经

热量：约 381 千焦

每日适用量：1 ~ 2 根

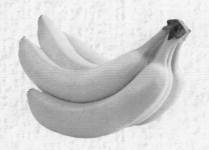

· 降脂关键 ·

香蕉中富含大量的膳食纤维和维生素 C，可促进粪便迅速排出体外，减少肠道对胆固醇的吸收，还能有效防治便秘。香蕉还富含钾，有利水减肥、降低血压、预防血管受损硬化、减少脂质附着机会的作用，适合高血脂、高血压以及肥胖的人群食用。

· 搭配建议 ·

 香蕉 + 牛奶

 香蕉 + 燕麦

No.6 草莓

加速胆固醇的排泄

性味归经：性凉，味甘、酸，归肺、脾经

热量：约 126 千焦

每日适用量：80 ~ 100 克

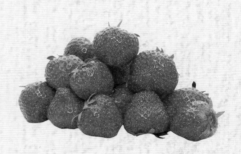

· 降脂关键 ·

草莓中富含膳食纤维，能刺激肠道蠕动，加速胆固醇的排泄，降低血液中胆固醇的含量。另外，草莓富含维生素 C 和烟酸等，这些营养成分有降低人体中血脂的作用，对防治高血脂、高血压、动脉硬化以及冠心病均有较好的辅助效果。

· 搭配建议 ·

 草莓 + 牛奶

 草莓 + 蜂蜜

No.7 柠檬

有效防治心血管疾病

性味归经：性平，味甘、酸，归肝、胃经

热量：约 147 千焦

每日适用量：1～2 瓣

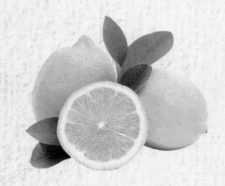

降脂关键

　　柠檬富含维生素 C 和维生素 P，维生素 C 可将胆固醇带回胆囊转变为胆酸排出，从而降低总胆固醇。维生素 C 和维生素 P 还能促使血管保持弹性和韧性，使心血管维持正常的功能，防止硬化和破裂，从而防治动脉硬化等心血管疾病。

搭配建议

☑ 柠檬 + 马蹄

☑ 柠檬 + 蜂蜜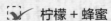

☑ 柠檬 + 鸡肉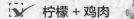

No.8 榛子

稳定血脂

性味归经：性平，味甘，归脾、胃经

热量：约 2269 千焦

每日适用量：约 30 克

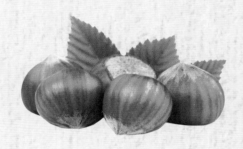

降脂关键

　　榛子富含维生素 E，维生素 E 有助于胆固醇的转运和排泄，使血脂稳定，还能够净化血液，降低血液中的低密度脂蛋白的浓度，防止血管硬化。维生素 E 还具有很强的抗氧化作用，能清除过量的自由基，有助于预防高血脂并发症。

搭配建议

☑ 榛子 + 丝瓜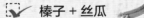

☑ 榛子 + 大米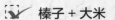

☑ 榛子 + 核桃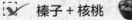

No.9 葵花子

抑制体内胆固醇的合成

性味归经：性温，味甘，归大肠经

热量：约 2578 千焦

每日适用量：约 30 克

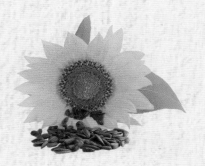

降脂关键

葵花子中所含的植物固醇和磷脂，能够抑制人体内胆固醇的合成，防止血浆胆固醇过多，可防止动脉硬化。葵花子还含有丰富的亚麻油酸，这是一种人体必需的不饱和脂肪酸，可以帮助降低血脂、抑制血小板凝集，并扩张血管、降低血压。

搭配建议

☑ 葵花子 + 芹菜

☑ 葵花子 + 老母鸡

No.10 花生

避免胆固醇在体内沉积

性味归经：性平，味甘，归脾、肺经

热量：约 2403 千焦

每日适用量：约 30 克

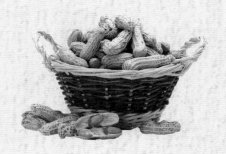

降脂关键

花生富含亚油酸，亚油酸可防止胆固醇与一些饱和脂肪酸结合在血管壁上沉积，具有降低血脂、软化血管、降低血压、促进微循环的作用，可预防或减少高脂血症的发病率，同时对高血压、冠心病、动脉粥样硬化、肥胖症等疾病的防治也极为有利。

搭配建议

☑ 花生 + 红枣

☑ 花生 + 醋

No.11 红枣

减轻动脉粥样硬化程度

性味归经：性温，味甘，归脾、胃经

热量：1105 千焦

每日适用量：3 ~ 5 个

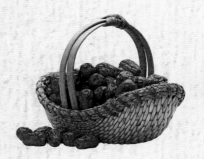

降脂关键

红枣中总黄酮含量较高，能够有效抑制血清三酰甘油和总胆固醇升高，同时提高高密度脂蛋白水平，从而降低血脂、减轻动脉粥样硬化程度。鲜枣中维生素 C 的含量丰富，能降低血清胆固醇和三酰甘油的水平，从而预防高脂血症。

搭配建议

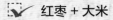 红枣 + 大米

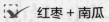 红枣 + 南瓜

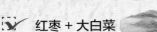 红枣 + 大白菜

No.12 山楂

扩张血管、调节血脂

性味归经：性微温，味酸、甘，归脾、胃、肝经

热量：约 398 千焦

每日适用量：3 ~ 4 个

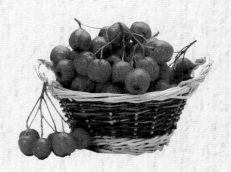

降脂关键

山楂所含的三萜类及黄酮类等成分，具有显著的扩张血管及降压作用，有增强心肌、抗心律不齐、调节血脂及胆固醇含量的功能。此外，山楂富维生素 C 和胡萝卜素，能阻断并减少自由基生成，具有降低血压和胆固醇、软化血管的作用。

搭配建议

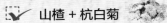 山楂 + 杭白菊

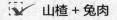 山楂 + 兔肉

肉禽水（海）产类

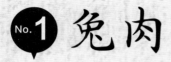

No.1 兔肉

降低胆固醇

性味归经：性凉，味甘，归脾、脾、大肠经

热量：约 427 千焦

每日适用量：约 80 克

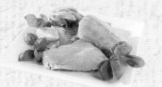

▸ 降脂关键 ◂

　　兔肉的蛋白质含量很高，脂肪和胆固醇含量却低于其他肉类，且其脂肪多为不饱和脂肪酸，不仅能够有效降低血小板的凝聚能力，抑制血栓形成，起到软化和保护血管的作用，而且能够有效降低胆固醇，是高血脂人群的理想食物。

▸ 搭配建议 ◂

☑ 兔肉 + 葱　

☑ 兔肉 + 枸杞　

No.2 鸽肉

防止动脉粥样硬化

性味归经：性平，味咸，归肝、肾经

热量：约 841 千焦

每日适用量：约 100 克

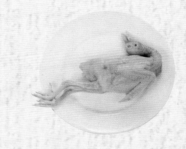

▸ 降脂关键 ◂

　　鸽肉富含不饱和脂肪酸，能促进人体对胆固醇的代谢，防止脂质在肝脏和动脉壁沉积，还能提高血清中高密度脂蛋白含量，有助于降低血脂，预防动脉粥样硬化。而且鸽肉含有丰富的钾元素，对降低血压也有一定的食疗功效。

▸ 搭配建议 ◂

☑ 鸽肉 + 螃蟹　

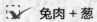

No.3 草鱼

降脂、促进血液循环

性味归经：性温，味甘，归肝、胃经

热量：约 473 千焦

每日适用量：约 50 克

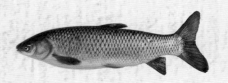

降脂关键

　　草鱼含有的硒元素能够抑制血液中的脂质氧化、沉积，使血脂代谢畅通，还有稳定血糖的功效，有助于预防高血脂并发糖尿病。草鱼还含有丰富的不饱和脂肪酸，能降低血液中胆固醇和三酰甘油的含量，促进血液循环，是心血管病患者的良好食物。

搭配建议

草鱼 + 冬瓜

草鱼 + 豆腐

No.4 鲤鱼

预防心脑血管疾病

性味归经：性平，味甘，归脾、肾、胃、胆经

热量：约 456 千焦

每日适用量：约 100 克

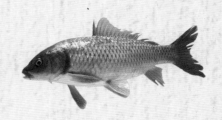

降脂关键

　　鲤鱼脂肪含量不高，以液体形式存在，大部分是不饱和脂肪酸，有显著降低胆固醇的作用，可以软化和保护血管，防止并发动脉粥样硬化、冠心病、高血压等心脑血管疾病。鲤鱼还能调节人体内分泌代谢，对高血脂并发糖尿病有一定的食疗作用。

搭配建议

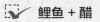

鲤鱼 + 醋

鲤鱼 + 香菇

No.5 青鱼

降低胆固醇和三酰甘油

性味归经：性平、味甘，归脾、
胃、肝经

热量：约 494 千焦

每日适用量：约 100 克

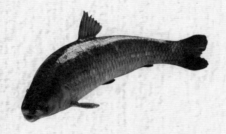

降脂关键

青鱼富含蛋白质、脂肪、B 族维
生素、钾、钠、钙、铁、硒等营养成分，
且多不饱和脂肪酸，能降低血液中胆
固醇和三酰甘油的含量，改善血液黏
稠度，有助于降低血脂、减少动脉粥
样硬化的发病率。

搭配建议

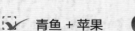 青鱼 + 银耳

 青鱼 + 苹果

No.6 鳝鱼

降低血液中胆固醇浓度

性味归经：性温，味甘，归肝、脾、
肾经

热量：约 373 千焦

每日适用量：约 100 克

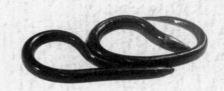

降脂关键

鳝鱼中含有丰富的不饱和脂肪
酸，能有效降低血液中胆固醇的浓
度，预防因动脉硬化而引起的心血管
疾病。另外鳝鱼所含的特殊物质"鳝
鱼素"能调节和降低血糖，维持血糖
稳定，特别适合高血脂并发糖尿病的
患者食用。

搭配建议

 鳝鱼 + 木瓜

 鳝鱼 + 苹果

No.7 蛤蜊

促进胆固醇排出体外

性味归经：性寒、味咸，归胃、肝、膀胱经

热量：约 260 千焦

每日适用量：约 120 克

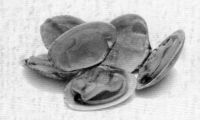

降脂关键

蛤蜊含蛋白质多而脂肪少，特别适合血脂偏高的人群食用。而且蛤蜊肉含有能降低血清胆固醇的代尔太7 - 胆固醇和 24 - 亚甲基胆固醇，它们兼有抑制胆固醇在肝脏合成和加速排泄胆固醇的独特作用，从而使体内胆固醇下降。

搭配建议

☑ 蛤蜊 + 绿豆芽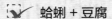

☑ 蛤蜊 + 豆腐

No.8 牡蛎

维持正常血脂水平

性味归经：性微寒，味咸，归肝、肾经

热量：约 306 千焦

每日适用量：30 ～ 50 克

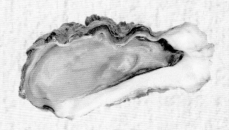

降脂关键

牡蛎富含微量元素锌及牛磺酸，牛磺酸可促进胆固醇的分解、抑制血小板聚集，降低人体血压和血清胆固醇；锌可以参与体内脂类的代谢，起到维持正常血脂水平的作用。另外，牡蛎中钙元素的含量也很高，含钙丰富的食物有助于保护心血管健康。

搭配建议

☑ 牡蛎 + 百合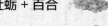

☑ 牡蛎 + 发菜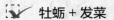

No.9 带鱼

保护心血管

性味归经：性温，味甘、咸，归肝、脾、胃经

热量：约 532 千焦

每日适用量：约 100 克

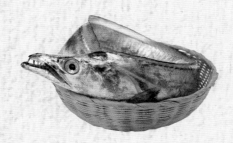

· 降脂关键 ·

带鱼的脂肪含量高于一般鱼类，且多为不饱和脂肪酸，具有降低胆固醇的作用。带鱼还富含镁元素，可促进人体纤维蛋白溶解，抑制凝血块形成，具有抗血栓的作用；带鱼可使血管扩张，降低血液中的胆固醇含量，对心血管系统有很好的保护作用。

· 搭配建议 ·

- ☑ 带鱼 + 豆腐
- ☑ 带鱼 + 苦瓜
- ☑ 带鱼 + 香菇

No.10 银鱼

降低胆固醇和血液黏稠度

性味归经：性平，味甘，归脾、胃、肺经

热量：约 440 千焦

每日适用量：约 100 克

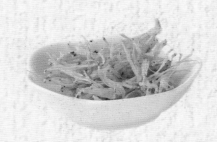

· 降脂关键 ·

银鱼富含极高的蛋白质，易于被人体吸收，且脂肪含量极低，对降低胆固醇和血液黏稠度，预防心脑血管疾病有明显的作用。银鱼还富含维生素 E、烟酸、钾、钙、镁、硒、锌等，这些营养成分都助于改善血脂状态，对防治高血脂有食疗功效。

· 搭配建议 ·

- ☑ 银鱼 + 冬瓜
- ☑ 银鱼 + 木耳
- ☑ 银鱼 + 蕨菜

No.11 海参

减少脂肪囤积

性味归经：性温，味咸，归心、肾经
热量：约 326 千焦
每日适用量：约 40 克

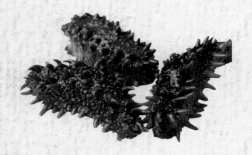

降脂关键

海参含胆固醇低，脂肪含量相对少，是典型的高蛋白、低脂肪、低胆固醇食物，而且其含有丰富的钙和镁，有降低胆固醇水平、减少脂肪囤积、保护心血管的作用。海参还含有硫酸软骨素，有助于增强机体的抗病能力。

搭配建议

☑ 海参 + 豆腐

☑ 海参 + 菠菜

No.12 干贝

防治心脑血管疾病

性味归经：性平，味甘、咸，归肝、肾、脾经
热量：约 1105 千焦
每日适用量：约 50 克

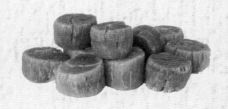

降脂关键

干贝中含有代尔太 7- 胆固醇和24- 亚甲基胆固醇，能降低人体内胆固醇含量，避免形成血栓。干贝中还富含不饱和脂肪酸、多种维生素、钙、铁、锌、钠等营养成分，有助于降血压、降血脂、补益健身，能有效防治高血脂并发其他心脑血管疾病。

搭配建议

☑ 干贝 + 瓠瓜

☑ 干贝 + 海带

☑ 干贝 + 瘦肉

No.13 海带

降低人体对胆固醇的吸收

性味归经：性寒，味咸，归肝、胃、肾经

热量：约 50 千焦

每日适用量：15 ～ 20 克

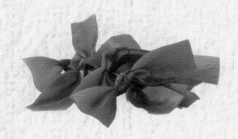

降脂关键

海带中钙的含量极为丰富，钙可降低人体对胆固醇的吸收，并能降低血压；海带还含有丰富的钾，有扩张血管的作用；此外海带能改善人体糖耐量，而且海带的热量很低，因此，常食海带对预防高血压性高脂血症以及肥胖症、糖尿病大有益处。

搭配建议

✓ 海带 + 冬瓜

✓ 海带 + 木耳

✓ 海带 + 虾

No.14 紫菜

降低血清胆固醇的含量

性味归经：性寒，味甘、咸，归肝、肺、胃、肾经

热量：约 866 千焦

每日适用量：约 15 克

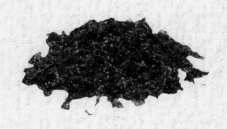

降脂关键

紫菜中的镁元素含量比其他食物都多，能够有效降低血清胆固醇的含量。紫菜还含有丰富的牛磺酸，牛磺酸可抑制血小板凝集，降低血脂，保持人体正常血压和防止动脉硬化，有效延缓和防治高血脂、高血压、冠心病等心脑血管病变。

搭配建议

✓ 紫菜 + 鸡蛋

✓ 紫菜 + 猪肉

✓ 紫菜 + 白萝卜

中草药类

No.1 菊花

加速胆固醇代谢

性味归经：性微寒，味甘、苦，归肺、肝经

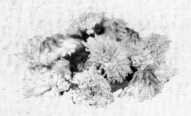

· 功能主治 ·

菊花茶具有清热祛火、疏风散热、养肝明目等功效，还具有消除眼疲劳、促进胆固醇的分解和排泄、防治心血管疾病等作用。

· 降脂关键 ·

菊花水煎剂能激活胆固醇7-2-羟化酶，起到加速胆固醇代谢的作用。菊花提取物能提高高密度脂蛋白浓度，降低低密度脂蛋白浓度，抑制血胆固醇和三酰甘油升高，对预防和治疗高脂血症有一定的作用。

· 使用禁忌 ·

降脂、降压宜用白菊花，疏散风热宜用黄菊花。菊花性微寒，因此气虚胃寒、食少泄泻的患者宜少用。

No.2 枸杞

降低胆固醇

性味归经：性平，味甘，归肝、肾经

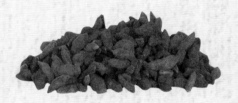

· 功能主治 ·

枸杞具有滋阴润肺、保肝护肾、明目的功效，可用于治疗肝肾阴亏、腰膝酸软、头晕目眩、虚劳咳嗽、消渴（糖尿病）等症。

· 降脂关键 ·

枸杞含有丰富的生物活性物质，具有降低血压、降低胆固醇和防止动脉硬化的作用，并能保护肝脏，改善肝功能；枸杞中的枸杞多糖还能增强胰岛素的敏感性，增加肝糖原的储备，降低血糖水平。

· 使用禁忌 ·

用枸杞煮汤时，宜在起锅之前放入，这样可以有效减少营养物质因久煮流失。

No.3 决明子

降低血脂

性味归经：性微寒，味甘、苦、咸，归肝、肾、大肠经

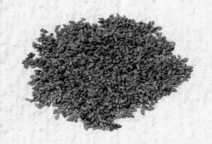

· 功能主治 ·

决明子具有清热明目、润肠通便、利水消肿的功效，可用于目赤涩痛、畏光多泪、头痛眩晕、目暗不明、青光眼、夜盲症、肝炎等症。

· 降脂关键 ·

决明子可以降低血清胆固醇和三酰甘油，抑制动脉粥样硬化斑块形成，还具有清热明目、润肠通便、降血压、抗菌等作用，特别适宜高脂血症、肥胖症、高血压、动脉粥样硬化等病症的患者服用。

· 使用禁忌 ·

常喝决明子茶对治疗心血管疾病有一定的帮助。但决明子性凉，脾虚、泄泻以及低血压的患者不宜服用。

No.4 柴胡

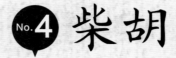

降低胆固醇和三酰甘油

性味归经：性微寒，味苦、辛，归肝、胆、心包、三焦经

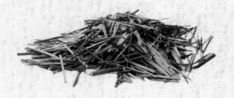

· 功能主治 ·

柴胡具有和解表里、疏肝解郁、升阳举陷等功效，主治寒热往来、胸满胁痛、口苦耳聋、头痛目眩、疟疾等病症，还可用于预防流感、流脑。

· 降脂关键 ·

柴胡具有良好的降低胆固醇及三酰甘油的作用。可用干柴胡和适量罗汉果调味，混合水煎2次，每次煎2小时以上，将煎液过滤后澄清并浓缩，高脂血症患者长期服用后，胆固醇、三酰甘油均可明显下降。

· 使用禁忌 ·

柴胡和白芍常配伍同用，能加强疏肝镇痛的效果，白芍还可缓和柴胡对身体的刺激作用。

No.5 田七

降低胆固醇和血脂

性味归经：性温，味甘、微苦，
归肝、胃经

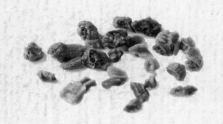

· 功能主治 ·

田七有消肿、镇痛的功效，还具有双向调节血糖、促进造血、保肝利胆的作用，可用于治疗吐血、便血、崩漏、恶露不下、痈肿疼痛等病症。

· 降脂关键 ·

田七能影响脂肪代谢，降低血脂水平，特别是使三酰甘油含量明显降低。另外，田七中富含三七皂苷，可根据人体的状态及机体健康水平调节血糖。用田七治疗高脂血症、糖尿病、冠心病等效果甚好。

· 使用禁忌 ·

田七可作为高脂血症的保健性药物。但孕妇不宜服用田七，因为田七有活血的作用，容易导致流产。

No.6 西洋参

调血脂、抑制血小板凝集

性味归经：性凉，味苦、微甘，
归肺、心、肾经

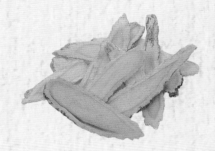

· 功能主治 ·

西洋参具有益肺阴、清虚火、生津止渴的功效，可治疗肺虚久咳、咽干口渴、虚热烦倦、肺结核、伤寒、慢性肝炎、慢性肾炎、高血脂等病症。

· 降脂关键 ·

西洋参具有抗溶血、降低血液凝固性、抑制血小板凝聚、调节血脂和血压、抗动脉粥样硬化、降低血糖等作用，对高脂血症、动脉粥样硬化、糖尿病、高血压等病症有辅助治疗效果，还能增强免疫功能。

· 使用禁忌 ·

西洋参是凉性的，体质虚寒、胃有寒湿、风寒咳嗽、消化不良、流行性感冒发热未退者不宜服用。

No.7 玉竹

降糖、降脂、降压

性味归经：性平，味甘，归肺、胃经

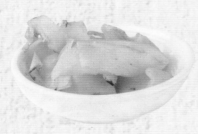

· 功能主治 ·

玉竹有养阴润燥、除烦止渴的功效，主治热病阴伤、咳嗽烦渴、虚劳发热、消谷易饥、小便频数等病症，还可防治心脑血管疾病。

· 降脂关键 ·

玉竹含有甾苷、维生素A、铃兰苦苷、铃兰苷等活性成分，能缓解动脉粥样斑块形成，使外周血管和冠状动脉扩张，有降血糖、降血脂、降血压的作用；还可加强心肌收缩力，提高抗缺氧能力，预防心肌缺血。

· 使用禁忌 ·

玉竹有生用及制用两种，制玉竹是净玉竹经蒸焖至软，再加工制成的。玉竹经蒸制后能增强补益作用。

No.8 灵芝

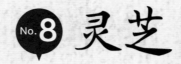

预防心脑血管疾病

性味归经：性平，味甘，归心、肺、肝、肾经

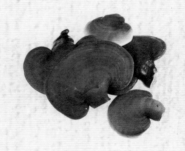

· 功能主治 ·

灵芝具有益气血、安心神、健脾胃等功效，可用于治疗虚劳、心悸、失眠、头晕、神疲乏力、久咳气喘、冠心病、硅肺、肿瘤等病症。

· 降脂关键 ·

灵芝中含有的灵芝多糖具有抗氧化和清除自由基的作用，能降低血清胆固醇、三酰甘油和低密度脂蛋白，升高高密度脂蛋白；同时还能降低血液黏稠度，有效预防心脑血管疾病的发生。

· 使用禁忌 ·

如果食用灵芝后出现头晕、便秘等不良反应，要咨询医师或者停用一段时间，无不良反应后再服用。

No.9 甘草

降血脂、抗动脉粥样硬化

性味归经：性平，味甘，归心、脾、肺、胃经

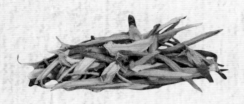

· 功能主治 ·

甘草具有补脾益气、清热解毒、祛痰止咳、缓急止痛等功效，可用于脾胃虚弱、倦怠乏力、心悸气短、咳嗽痰多、四肢挛急疼痛等症。

· 降脂关键 ·

甘草含有的甘草酸具有抑制自由基生成、降血脂与减轻动脉粥样硬化程度的作用。另外甘草中所含有的甘草多糖对免疫细胞的增殖具有一定的刺激作用，可调节人体免疫功能，有助于预防高血脂并发其他病症。

· 使用禁忌 ·

甘草不仅能内服，也可外用，可将甘草研成细末，煎成水汤后淋洗于患部，有解毒、生肌等效用。

No.10 冬虫夏草

降低血脂、抗血栓

性味归经：性温，味甘，归肾、肺经

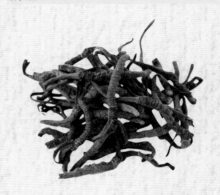

· 功能主治 ·

冬虫夏草可以补虚损、益精气，还有镇静解毒、调节免疫、抗肿瘤等作用，主治肺肾两虚、精气不足、自汗盗汗、腰膝酸软、病后虚弱等症。

· 降脂关键 ·

冬虫夏草中含有的虫草酸，能降低血液中胆固醇、三酰甘油含量，从而降低血脂，抑制血栓形成，并有效降低血压。同时冬虫夏草中的腺苷能降低心肌耗氧量、改善心肌缺血和血液循环，达到抗血栓的目的。

· 使用禁忌 ·

虫草性温，所配的药膳宜选用猪、羊、鸡、牛等温补食物，有利于发挥虫草的药用价值。

No.11 白果

降低胆固醇

性味归经：性平，味甘、苦、涩，归肺经

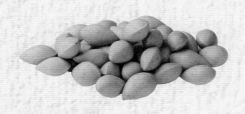

· 功能主治 ·

白果具有敛肺气、定喘咳、止带浊、缩小便的功效，主要用于治疗哮喘、咳痰、白带、遗精、淋病、小便频数等病症。

· 降脂关键 ·

白果中含有莽草酸、白果双黄酮、异白果双黄酮、甾醇等成分，具有降低人体血液中胆固醇水平，扩张冠状动脉，防止动脉硬化的作用，对高脂血症、高血压及冠心病、心绞痛、脑血管痉挛等病症有一定的治疗作用。

· 使用禁忌 ·

食用白果不能过量，也不能生吃，否则易导致中毒，儿童误服后中毒尤为常见，建议在中医的指导下服用。

No.12 大黄

减少脂质沉积

性味归经：性寒，味苦，归胃、大肠、肝、脾、心包经

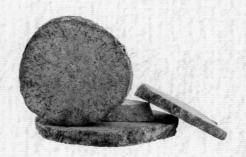

· 功能主治 ·

大黄具有消积滞、清湿热、泻火、凉血、祛瘀、解毒的功效，可用于治疗实热便秘、湿热泻痢、水肿腹满、小便不利、目赤、咽喉肿痛、等症。

· 降脂关键 ·

大黄中的儿茶素等物质能降低毛细血管通透性，限制有害脂质的进入，从而降低血液黏稠度，减少脂质的沉积。大黄还能增加胆汁分泌，促进胆汁排泄，从而使胆固醇在肠内被还原成类固醇排出体外的数量增加。

· 使用禁忌 ·

大黄性寒，表证未解、气血虚弱、脾胃虚寒、无实热瘀结者及孕妇、产妇均应慎用。

No.13 杜仲

分解体内总胆固醇含量

性味归经：性温，味甘、微辛，归肝、肾经

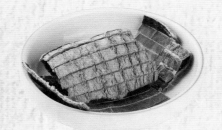

· 功能主治 ·

杜仲具有补肝肾、强筋骨、安胎气等功效，可用于治疗腰脊酸疼、足膝痿弱、小便余沥、阴下湿痒、筋骨无力、妊娠漏血、胎动不安等病症。

· 降脂关键 ·

杜仲是预防高血脂的良药，含有绿原酸、桃叶珊瑚苷、维生素C等成分，具有分解体内胆固醇，恢复血管弹性，增强血液循环，增强肝脏细胞活性，恢复肝脏功能，促进新陈代谢，增强机体免疫力等作用。

· 使用禁忌 ·

杜仲不宜过量服用，否则容易导致身体出现滋补过度的情况，对健康不利。

No.14 泽泻

预防脂肪肝、肥胖症

性味归经：性寒，味甘，归肾、膀胱经

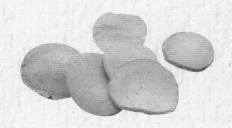

· 功能主治 ·

泽泻具有利水、渗湿、泄热、降脂的功效，可治疗小便不利、水肿胀满、淋浊涩痛、呕吐、腰脚酸软、泻痢、头晕目眩、脚气、尿血等症。

· 降脂关键 ·

泽泻可以抑制人体对食物中胆固醇和三酰甘油的吸收，影响体内胆固醇的代谢，加速三酰甘油的水解或抑制肝脏对其合成。泽泻还能减缓动脉粥样硬化形成，具有抗血栓形成、降低血压等作用。

· 使用禁忌 ·

泽泻如果服用不当，容易出现呕吐、恶心、腹痛、皮肤异常等中毒症状，所以应在医生指导下服用。

其他

No.1 酸奶

降低胆固醇总量

性味归经：性平，味甘、酸，归心、肺、胃经

热量：约 301 千焦

每日适用量：约 100 克

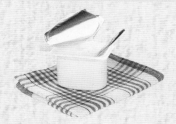

降脂关键

酸奶中含有丰富的乳酸菌，能降低血清胆固醇，还能抑制肠道有害菌，刺激机体免疫系统，有效地抗御癌症。另外，酸奶中所含的蛋白质、叶酸、磷酸等营养成分也能有效降低血液中的胆固醇总量，防治高脂血症。

搭配建议

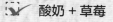

- ☑ 酸奶 + 草莓
- ☑ 酸奶 + 猕猴桃

No.2 绿茶

防治心血管疾病

性味归经：性凉，味甘、苦，归心、肺、胃经

热量：约 1239 千焦

每日适用量：约 30 毫升

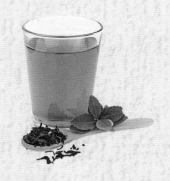

降脂关键

绿茶是富含维生素 K 的饮品，而且还含维生素 C、钾、钙、铁等成分，具有抑制血小板聚集、促进膳食纤维溶解、降血压、降血脂的作用，对防治高脂血症、高血压、动脉硬化等心血管疾病十分有利。

搭配建议

- ☑ 绿茶 + 乌龙茶
- ☑ 绿茶 + 蜂蜜
- ☑ 绿茶 + 柠檬

No.3 橄榄油

改善脂质代谢

性味归经：性平，味酸、甘、微涩，归胃、肺经

热量：约 3763 千焦

每日适用量：约 5 克

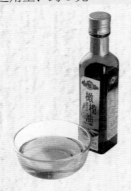

· 降脂关键 ·

　　橄榄油富含单不饱和脂肪酸和 ω-3 脂肪酸，能有效改善脂质代谢，降低胆固醇和三酰甘油，调节和控制血糖水平，降低血压和血液黏稠度，预防血栓形成，阻止动脉粥样硬化，减少心血管疾病的发生。

· 搭配建议 ·

✓ 橄榄油 + 金针菇

✓ 橄榄油 + 洋葱

✓ 橄榄油 + 萝卜

✓ 橄榄油 + 大白菜

No.4 芝麻油

预防动脉粥样硬化

性味归经：性凉，味甘，归肝、肾、大肠经

热量：约 3759 千焦

每日适用量：20 ～ 30 克

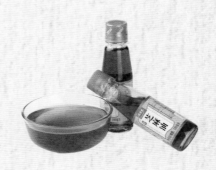

· 降脂关键 ·

　　芝麻油中富含不饱和脂肪酸，容易被人体分解、吸收和利用，以促进胆固醇的代谢。其中的亚油酸是人体不能合成而又必需的脂肪酸，能有效降低血液中胆固醇浓度，并防止其沉积于血管壁，保护血管，抑制动脉粥样硬化的形成。

· 搭配建议 ·

✓ 芝麻油 + 冬瓜

✓ 芝麻油 + 萝卜

✓ 芝麻油 + 羊肝

✓ 芝麻油 + 橄榄油

No.5 大蒜

降脂、预防血栓形成

性味归经：性温，味辛，归肺、胃、脾经

热量：约 527 千焦

每日适用量：5 ~ 15 克

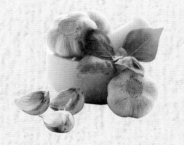

降脂关键

大蒜中所含的大蒜素具有抗氧化的作用，能防止脂肪在心脑血管中沉积，降低胆固醇、三酰甘油和脂蛋白含量，维持血液顺畅流通，降低血压，并能预防血块形成，避免血栓的发生，帮助高血脂人群降低高血压、脑血栓、动脉硬化等疾病的发生率。

搭配建议

 大蒜 + 莴笋

 大蒜 + 豆腐

No.6 醋

降脂、降压、软化血管

性味归经：性温，味酸、苦，归肝、胃经

热量：约 130 千焦

每日适用量：10 ~ 20 克

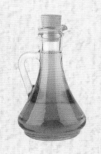

降脂关键

醋中的矿物质非常丰富，有钾、钠、钙、铁、锌等，可调节血液的酸碱平衡，维持人体内环境的相对稳定，预防疾病的发生。醋还能软化和扩张血管、降低胆固醇和血压，有效防治高脂血症、高血压、动脉硬化以及冠心病等心脑血管疾病。

搭配建议

 醋 + 黑芝麻

 醋 + 骨头汤

4
PART

营养餐单

——有效降脂，从合理安排一日三餐开始

饮食对于预防和控制高血脂的重要性已无须多言，为此，本章从营养早餐、活力午餐、清淡晚餐三方面做好了饮食安排，供您参考。

一日三餐巧安排

俗话说，病从口入，注重饮食与营养，科学合理摄取一日三餐，能起到预防高血脂的作用。

营养早餐

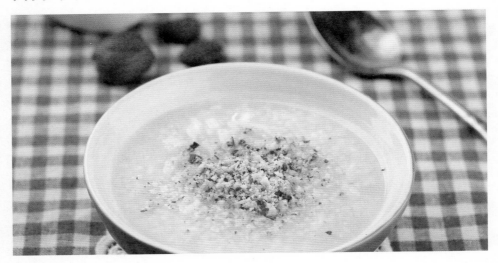

榛子小米粥

原料： 榛子45克，水发小米100克，水发大米150克

做法

1 将榛子放入杵臼中，研磨成碎末，倒入小碟子中，备用。
2 将洗净的大米、小米倒入烧开水的砂锅中，拌匀。
3 盖上盖，小火煮至米粒熟透；揭开锅盖，搅拌片刻。
4 关火后将粥装入碗中，撒上榛子碎末，待稍微放凉后即可食用。

营养功效

榛子含有蛋白质、膳食纤维、灰分、糖类等多种营养成分，对消渴、夜尿频多等高血脂并发糖尿病症状有缓解作用。

菠菜芹菜粥

原料：

水发大米140克，菠菜60克，
芹菜35克

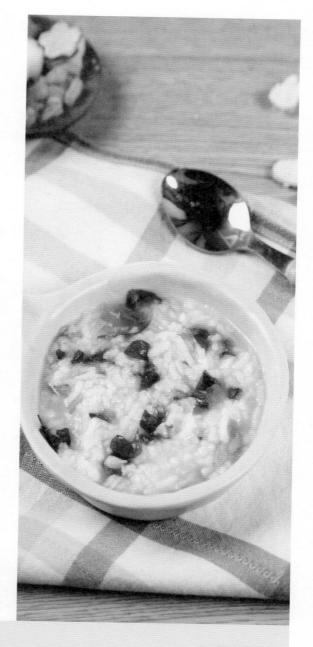

做法

1 将洗净的菠菜切小段，芹菜
切丁。

2 砂锅中注水烧开，放入洗净
的大米，拌匀，使其散开。

3 盖上盖，烧开后用小火煮至
米粒变软；揭盖，倒入菠菜。

4 拌匀，再放入芹菜丁，续煮
至断生。

5 关火后盛出煮好的芹菜粥，
装在碗中即成。

营养功效

菠菜含有蛋白质、膳食纤维、胡萝卜素以及钙、磷、铁
等营养成分，有通肠胃、活血脉等作用，适合患有高血
脂的中老年人群食用。

西葫芦玉米饼

原料：

西葫芦、玉米粉各100克，
面粉200克，白芝麻15克

调料：

盐4克，鸡粉2克，食用油适量

做法

1. 将洗净的西葫芦切成粒，焯后捞出，装碗。

2. 倒入玉米粉和面粉，加盐、鸡粉、清水、食用油搅拌均匀，制成面糊。

3. 煎锅中倒油，放入调好的面糊，煎至饼成形，撒上部分白芝麻，煎出香味。

4. 翻面，煎成金黄色，撒上白芝麻，略煎片刻。

5. 把煎好的西葫芦玉米饼盛出，切成条状，装入盘中即可。

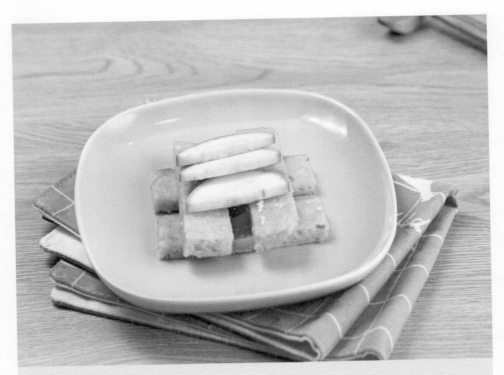

营养功效

玉米含有卵磷脂、亚油酸、纤维素等营养成分，具有降血压、降血脂、预防动脉硬化等功效，适合高血脂患者食用。

鱼肉蒸糕

原料：

草鱼肉170克，洋葱30克，蛋清少许

调料：

盐、鸡粉各2克，生粉6克，黑芝麻油适量

做法

1. 将洗净的洋葱切成段；草鱼肉去皮，切成丁。

2. 取榨汁机，选绞肉刀座组合，杯中倒入鱼肉丁、洋葱、蛋清、少许盐，搅成肉泥。

3. 把鱼肉泥取出，装入碗中，顺一个方向搅拌鱼肉泥，搅至起浆。

4. 放入盐、鸡粉、生粉，拌匀，再倒入黑芝麻油，搅匀。

5. 将鱼肉泥装入抹有黑芝麻油的盘中，抹平，再加入少许黑芝麻油，抹匀，制成饼坯。

6. 把饼坯放入蒸锅，蒸熟后取出，切小块，装盘即可。

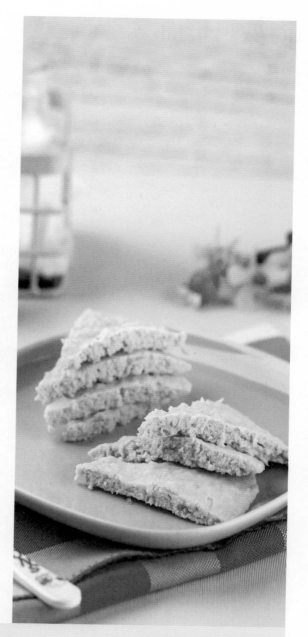

营养功效

草鱼含有丰富的不饱和脂肪酸，对血液循环有利，可以加速身体新陈代谢，排出废物，降低血脂，同时还可以增强体质，延缓衰老。

南瓜鸡蛋面

原料：

切面300克，鸡蛋1个，紫菜10克，海米15克，小白菜25克，南瓜70克

调料：

盐、鸡粉各2克

做法

1 将洗净去皮的南瓜切开，再切成薄片，备用。

2 锅中注水烧开，倒入海米、紫菜，放入南瓜片，大火煮至断生。

3 放入切面、盐、鸡粉和小白菜，拌匀，煮至变软后，捞出食材，放入汤碗中待用。

4 将锅中留下的面汤煮沸，打入鸡蛋，用中小火煮至成形。

5 关火后盛出煮好的荷包蛋，摆放在碗中即可。

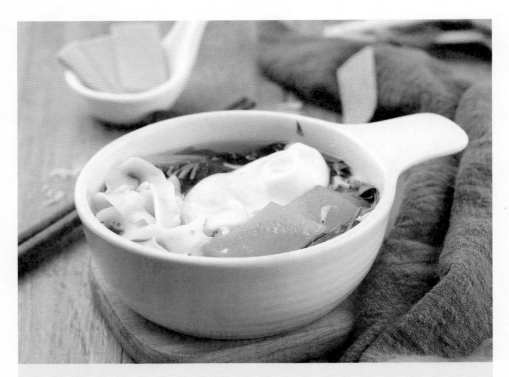

营养功效

南瓜含有多种对人体有益的成分，其含有的果胶可以与人体内多余的胆固醇结合，使血清胆固醇浓度下降，是降脂佳品。

杂粮饭团

原料：

紫米80克，大米50克，肉松适量

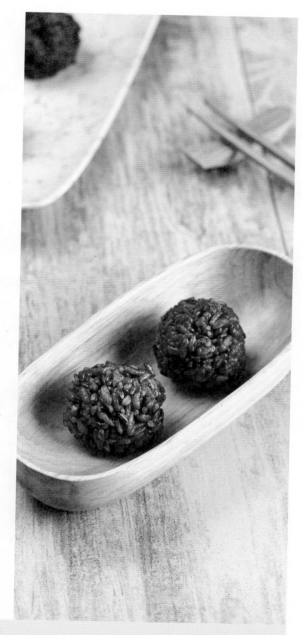

做法

1 将洗净的紫米和大米放入砂锅中，加入适量温水，蒸熟。

2 待米饭蒸熟后稍放凉，戴上一次性手套，取适量米饭放在手中。

3 将米饭压平，取少许肉松放在米饭中间。

4 平摊的米饭两端向中间折，包裹住肉松后两手将米饭搓成圆饭团。

5 依照此方法将剩余的杂粮饭搓成饭团，装入盘中即可。

营养功效

紫米味道甜而不腻，富含氨基酸、纤维素、维生素，同时还含有铁、钙等成分，有补血益气、健肾润肝、降脂降压的功效。

美味蛋皮卷

原料：

冷米饭110克，鸡蛋50克，
西红柿20克，胡萝卜45克，
洋葱少许

调料：

盐、鸡粉各1克，芝麻油、食
用油各适量

做法

1 将洗净的洋葱、胡萝卜切成粒；西红柿切丁；鸡
蛋打散，制成蛋液。

2 煎锅上火烧热，倒入蛋液，煎成蛋皮，待用。

3 用油起锅，倒入胡萝卜、洋葱、西红柿炒匀，放
入米饭，加盐、鸡粉，淋入芝麻油，炒至入味，
关火后盛入碗中，即成馅料。

4 将馅料放在蛋皮上，卷起蛋皮制成蛋卷，切小
段，放在盘中，摆好即可。

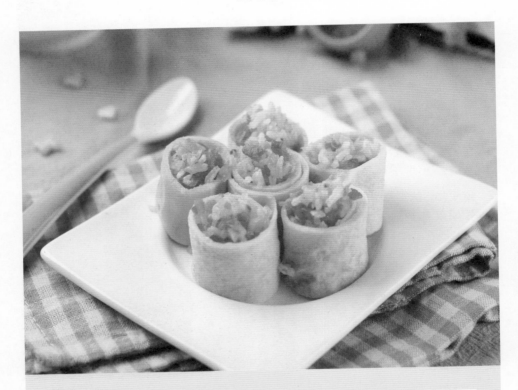

营养功效

鸡蛋中含有的卵磷脂具有预防动脉硬化的功效，且鸡蛋
清能益精补气、延缓衰老，在日常饮食中可适当食用。

金枪鱼生卷

原料：

凉皮120克，金枪鱼罐头60克，豌豆苗30克，黄瓜80克，去皮胡萝卜、生菜叶各50克

调料：

椰子油4毫升，咖喱粉3克，豆瓣酱15克

做法

1 洗净的黄瓜、胡萝卜切片，再改切成丝。

2 往凉皮上铺上生菜叶、胡萝卜丝、黄瓜丝、金枪鱼。

3 先将生菜卷起来，再用凉皮将食材一起卷成卷。

4 采用相同方法将剩余食材做成卷，摆放在盘中。

5 碗中倒入金枪鱼罐头汁、椰子油、咖喱粉和豆瓣酱，拌成汁。

6 将调味汁倒入小蝶中，把调味汁、豌豆苗摆放在生卷旁，蘸食即可。

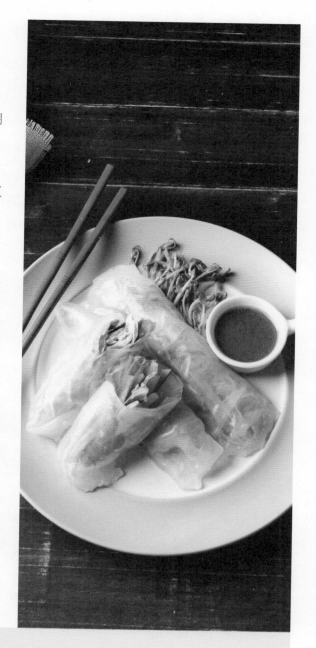

营养功效

胡萝卜富含多种营养素，可有效改善微血管循环，降低血脂，增加冠状动脉流量，具有降压、强心的作用。

蚝油生菜

原料：

生菜200克

调料：

盐2克，味精1克，蚝油4克，水淀粉、白糖、食用油各少许

做法

1　生菜洗净，切成瓣。

2　用油起锅，倒入生菜，翻炒至熟软。

3　加入蚝油、味精、盐、白糖，炒匀调味。

4　加入水淀粉勾芡，翻炒至熟透。

5　将炒好的生菜盛入盘内，淋上少许汁液即成。

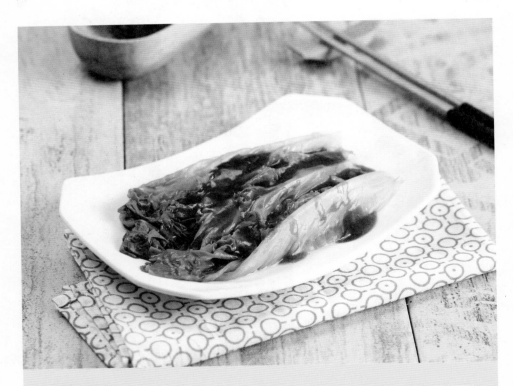

营养功效

生菜含有胡萝卜素、膳食纤维等多种营养元素。蚝油与生菜搭配，有降血脂、降血压、降血糖以及抗衰老等功效。

姜汁拌空心菜

原料：

空心菜500克，姜汁20毫升，红椒适量

调料：

盐3克，陈醋、芝麻油、食用油各适量

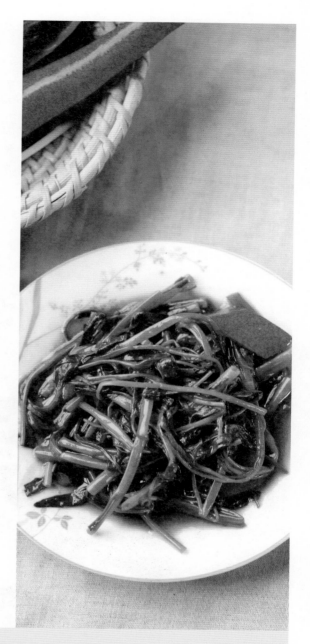

做法

1　洗净的空心菜切大段，备用。

2　锅中注水烧开，倒入空心菜梗，加入少许食用油，拌匀。

3　放入空心菜叶，略煮片刻，加入少许盐，拌匀。

4　将焯好的空心菜捞出装盘，放凉待用。

5　取一个碗，倒入姜汁，放入盐、陈醋、芝麻油，拌匀。

6　将调味汁浇在空心菜上，放上红椒片即可。

营养功效

空心菜的水浸出液能够降低胆固醇。此外，空心菜还具有促进肠道蠕动、通便解毒、清热凉血、利尿等功效。

芝麻酱拌油麦菜

原料：

油麦菜240克，熟芝麻5克，
枸杞、蒜末各少许

调料：

盐、鸡粉各2克，芝麻酱35
克，食用油适量

做法

1 将洗净的油麦菜切成段，装盘待用。

2 锅中注水烧开，加入少许食用油，放入油麦菜，煮至熟软，捞出装碗，撒上蒜末、熟芝麻。

3 淋上芝麻酱拌匀，再加入少许盐、鸡粉，搅拌至食材入味。

4 将拌好的食材盛入盘中，撒上洗净的枸杞，摆好盘即成。

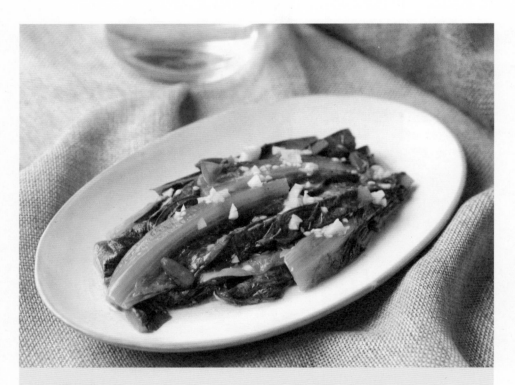

营养功效

油麦菜质地脆嫩，口感鲜嫩，风味独特，含有蛋白质、
维生素、钙、铁等营养成分，有降低胆固醇含量的作用，
比较适合高血脂患者食用。

菠菜豆腐皮卷

原料：

菠菜200克，豆腐皮300克，蛋清少许

调料：

盐、鸡粉、白糖各2克，水淀粉10毫升，食用油适量

做法

1. 洗净的豆腐皮切长条，菠菜切成长段。

2. 锅中注水烧开，淋入食用油，放入菠菜，拌匀煮软，捞出备用。

3. 豆腐皮平铺在案板上，放上菠菜卷好，制成豆腐皮卷生坯，装入盘中，放入蒸锅中蒸熟，取出备用。

4. 锅中注水烧开，放入盐、鸡粉、白糖，拌匀，煮至沸。

5. 用水淀粉勾芡，放入蛋清拌匀，把芡汁浇在豆腐皮卷上即可。

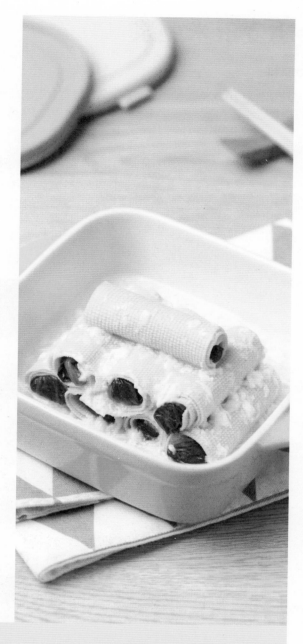

营养功效

菠菜不仅具有补血功效，而且含有大量膳食纤维，可刺激胃肠蠕动，帮助加速体内胆固醇和脂肪的代谢。

小麦玉米豆浆

原料：

水发黄豆40克，水发小麦20克，玉米粒15克

做法

1 将浸泡好的小麦、黄豆倒入碗中，注入适量清水，搓洗干净。

2 把洗好的食材倒入滤网中，沥干水分。

3 将食材倒入豆浆机中，再加入玉米粒，注入清水至水位线。

4 盖上豆浆机机头，选择"五谷"程序，打成豆浆。

5 断电将做好的豆浆倒入滤网中，滤取豆浆，倒入杯中即可。

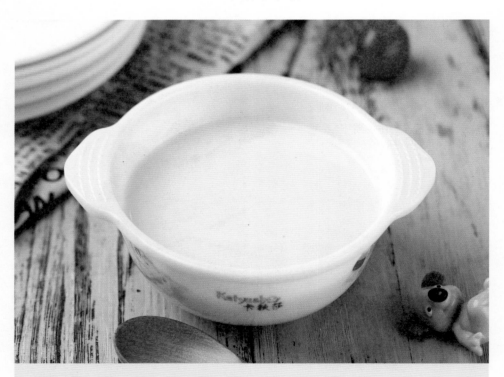

营养功效

玉米含有蛋白质、维生素 E、亚油酸、膳食纤维、钙、磷等营养成分，具有降血脂、降血压、增强免疫力、软化血管等功效。

绿豆豆浆

原料：

水发绿豆100克

调料：

白糖适量

做法

1. 将浸泡好的绿豆倒入大碗中，加入适量清水，搓洗干净。

2. 把洗净的绿豆倒入滤网，沥干水分，倒入豆浆机中。

3. 加水至水位线，盖上豆浆机机头，运转机器制成豆浆。

4. 断电，把煮好的豆浆倒入滤网中，滤去豆渣。

5. 将豆浆倒入碗中，加入白糖，搅拌至其溶化，放凉后即可饮用。

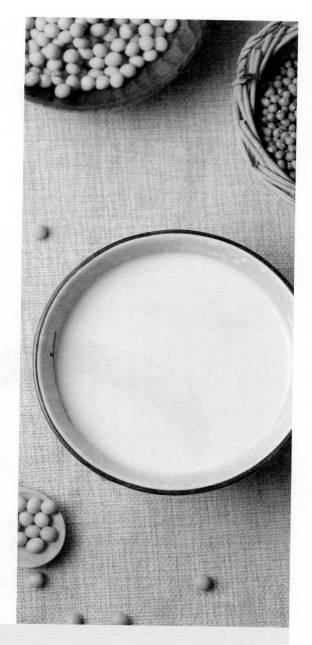

营养功效

绿豆含有蛋白质、胡萝卜素、B族维生素等营养成分，具有增强免疫力、降血脂、降胆固醇等功效，还能调和五脏、清热解毒。

花生银耳牛奶

原料：

花生80克，水发银耳150克，牛奶100毫升

做法

1 洗好的银耳切小块，备用。

2 砂锅中注入适量清水烧开，放入花生、银耳，搅拌匀。

3 盖上盖，烧开后用小火煮20分钟；揭盖，倒入牛奶。

4 搅拌均匀，续煮至沸，关火后盛出即可。

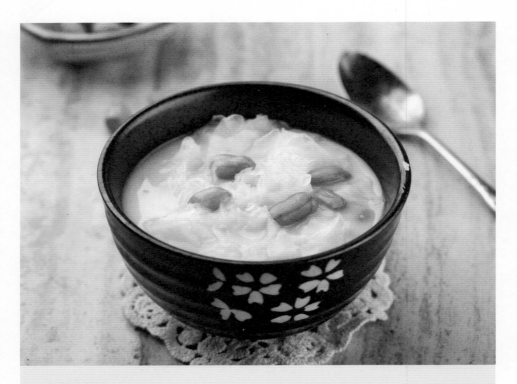

营养功效

花生含有油酸与维生素E，可以强化血管；其还含有白藜芦醇，能够使血流顺畅，预防动脉硬化，从而有效预防高血脂并发高血压。

蜂蜜玉米汁

原料：

鲜玉米粒100克

调料：

蜂蜜15克

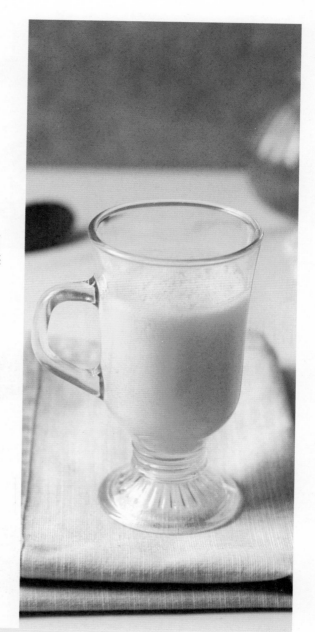

做法

1 取榨汁机，选择"搅拌"刀座组合，将洗净的玉米粒装入搅拌杯中。

2 加入适量纯净水，盖上盖，选择"榨汁"功能，榨取玉米汁。

3 揭盖，将榨好的玉米汁倒入锅中，大火加热，煮至沸。

4 加入适量蜂蜜，略微搅拌，使玉米汁味道均匀。

5 盛出煮好的玉米汁，装入杯中，放凉即可饮用。

营养功效

玉米含有丰富的钙、镁等物质，可以降低血清胆固醇，预防高血压和冠心病，减轻动脉硬化和脑功能衰退症状。此外，玉米还可以增加食欲，适合高血脂人群食用。

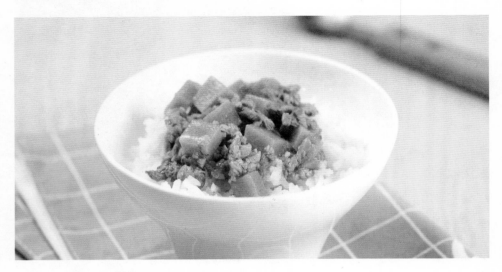

南瓜肉丁焖饭

原料： 去皮南瓜、水发大米各 80 克，猪瘦肉 50 克，姜片 5 克，高汤 400 毫升

调料： 盐、黑胡椒粉各 2 克

做法

1 南瓜切片，切成条，改切成丁；洗净的猪瘦肉切丁，待用。

2 备好的热锅中倒入高汤，煮至沸腾。

3 焖烧罐中倒入大米、猪肉丁和煮沸的开水至八分满，摇匀再静置片刻。

4 打开盖，倒出水，加入南瓜、姜片，撒上盐、黑胡椒粉和高汤，加盖摇晃片刻，焖至食材熟透；打开盖，将制好的饭装入碗中即可。

营养功效

南瓜中的果胶能和人体内多余的胆固醇结合在一起，使胆固醇吸收减少，血胆固醇浓度下降，从而降低血脂。

苦瓜荞麦饭

原料：

水发荞麦100克，苦瓜60克，红枣20克

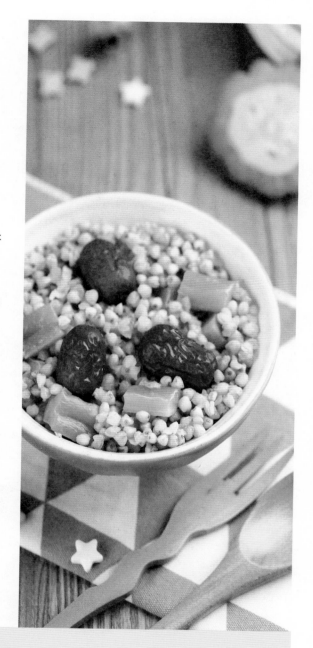

做法

1 砂锅中注水烧开，倒入切好的苦瓜，焯30秒，捞出，沥干水分备用。

2 取一个蒸碗，分层次放入荞麦、苦瓜、红枣，铺平。

3 倒入适量清水，使水没过食材约1厘米的高度。

4 蒸锅中注水烧开，放入蒸碗，加盖，中火蒸至食材熟软。

5 揭盖，取出蒸碗，稍微放凉后即可食用。

营养功效

苦瓜中维生素 C 的含量在瓜类中首屈一指，可减少低密度脂蛋白含量，增加高密度脂蛋白含量，有效降低血脂，软化血管。

香菇上海青炒面

原料：

上海青80克，鲜香菇40克，
熟宽面200克，葱段、蒜末
各少许

调料：

盐、鸡粉各2克，蚝油4克，
生抽3毫升，老抽2毫升，食
用油适量

做法

1 洗净的上海青切开，切成小瓣；香菇切成条。

2 用油起锅，倒入香菇炒香，放入蒜末、上海青，
炒匀。

3 倒入熟宽面，炒匀，淋入蚝油、生抽、老抽。

4 加入盐、鸡粉，炒匀调味，撒上葱段，翻炒几下。

5 将炒好的面条盛出装盘即可。

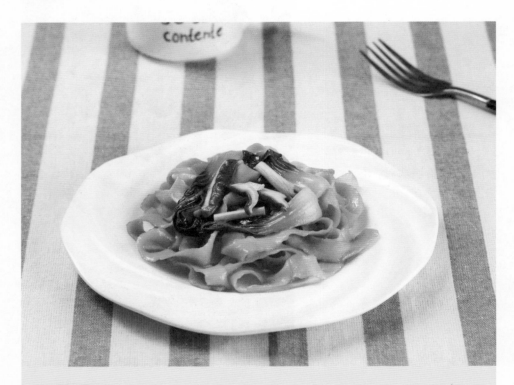

营养功效

香菇含有碳水化合物、膳食纤维以及多种维生素和矿物
质，具有延缓衰老、降血压、降血脂等作用。

金枪鱼南瓜粥

原料：

金枪鱼肉70克，南瓜40克，秀珍菇30克，水发大米100克

做法

1 洗净的南瓜切成粒，秀珍菇切丝，金枪鱼切成丁，备用。

2 砂锅中注水烧开，倒入大米拌匀，加盖，烧开后转小火煮约10分钟。

3 揭盖，倒入金枪鱼肉、南瓜、秀珍菇，拌匀，续煮至食材熟透。

4 搅拌至粥浓稠，盛出煮好的南瓜粥即可。

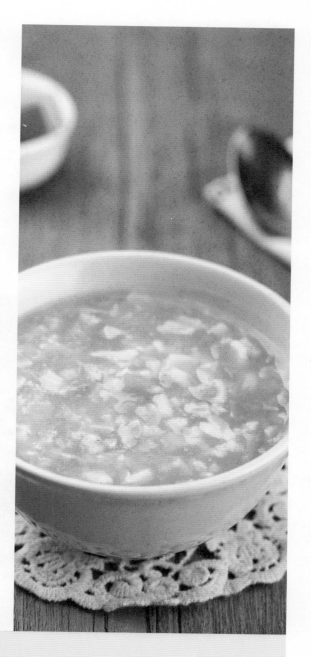

营养功效

金枪鱼肉质爽嫩、味道鲜美，含有蛋白、氨基酸等多种成分，具有降低血压、血脂的作用，尤其适合"三高"患者食用。

凉拌木耳

原料：

水发木耳120克，胡萝卜45克，香菜15克

调料：

盐、鸡粉各2克，生抽5毫升

做法

1 将洗净的香菜切长段，胡萝卜去皮切丝备用。

2 木耳放入烧开水的锅中，煮熟后捞出，待用。

3 取一个大碗，放入焯好的木耳，倒入胡萝卜丝、香菜段。

4 加入少许盐、鸡粉，淋入适量生抽，快速搅拌至食材入味。

5 将拌好的菜肴盛入盘中即成。

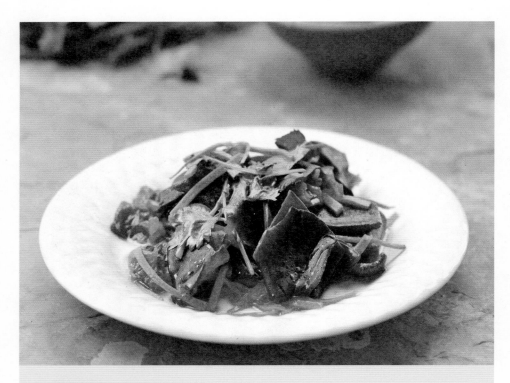

营养功效

黑木耳是优质的高钾食物，不仅可以降低血压，防止血液凝固，还可以降低血脂和防止胆固醇在体内沉积，适合高血脂患者食用。

蒸莴笋叶

原料：

莴笋叶120克，蛋液30克

调料：

盐2克，生粉10克，辣椒油适量

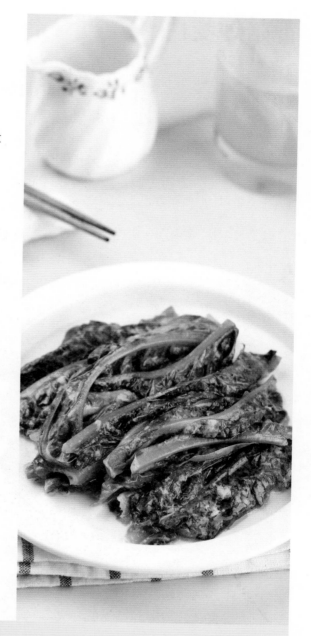

做法

1. 洗净的莴笋叶切段，装入碗中，倒入蛋液拌匀。

2. 加入生粉，搅拌均匀，将拌好的莴笋叶装盘。

3. 备好已注水烧开的电蒸锅，放入莴笋叶。

4. 加盖，调好时间旋钮，蒸熟后取出。

5. 撒上盐，淋上辣椒油，拌匀食用即可。

营养功效

莴笋叶比莴笋根部更富营养，它含有更多的膳食纤维、维生素、钙、钾、磷等营养成分，具有清热解毒、改善脂肪代谢、明目护眼等功效。

香菇炒茭白

原料：

茭白200克，鲜香菇20克，
葱、胡萝卜片各少许

调料：

盐、鸡粉、芝麻油、水淀粉、
食用油各适量

做法

1. 将洗净的茭白、香菇切片；葱切段。

2. 热锅注油，倒入茭白、香菇和胡萝卜片，翻炒1分钟。

3. 加入适量盐、鸡粉，炒至熟透，淋入水淀粉、芝麻油拌匀。

4. 撒入葱段，拌炒匀，将炒好的香菇茭白盛入盘内即成。

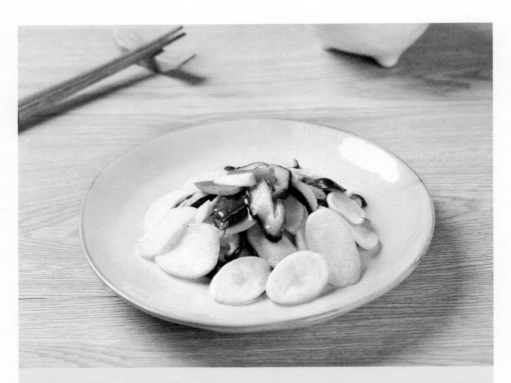

营养功效

香菇中所含有的香菇嘌呤可防止脂质在动脉壁沉积，能够有效降低胆固醇；常食茭白，可为人体补充充足的营养，增强抵抗力及免疫力。

松子炒丝瓜

原料：

胡萝卜片50克，丝瓜90克，松仁12克，姜末、蒜末各少许

调料：

盐2克，鸡粉、水淀粉、食用油各适量

做法

1. 将洗净去皮的丝瓜对半切开，切长条，改切成小块。

2. 锅中注水烧开，加入适量食用油，放入胡萝卜片，煮半分钟。

3. 倒入丝瓜，续煮至其断生，捞出焯好的食材，沥干水分待用。

4. 用油起锅，倒入姜末、蒜末，爆香，倒入胡萝卜和丝瓜，拌炒一会儿。

5. 加入盐、鸡粉，快速炒匀至全部食材入味，再倒入水淀粉炒匀。

6. 起锅，将炒好的菜肴盛入盘中，再撒上松仁即可。

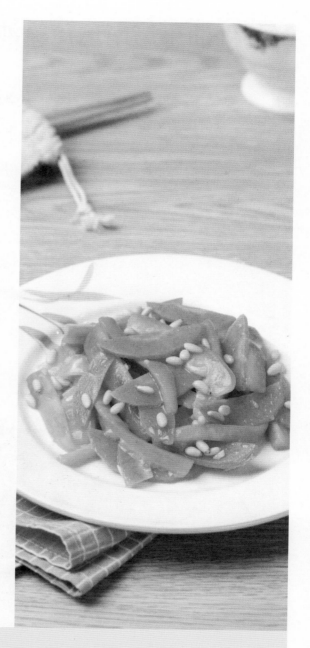

营养功效

松子具有防治动脉硬化、胆固醇增高以及预防高脂血症等心血管疾病的功能，搭配丝瓜一起食用，口感鲜嫩，更能增进食欲。

鲜虾牛油果烤南瓜芦笋沙拉

原料：

虾仁、切块南瓜各200克，牛油果1个，切段芦笋150克，切块小黄瓜180克，蒜末适量

调料：

盐、黑胡椒、料酒各少许，橄榄油适量

做法

1 虾仁中加入盐、黑胡椒、蒜末、料酒，抓匀备用。

2 烤箱预热至180℃，把切好的南瓜和芦笋放在铺了锡纸的烤盘上。

3 撒上少许盐和黑胡椒，淋上少许橄榄油，放入烤箱烤15分钟。

4 牛油果对半切开，去皮去核后切成小块备用。

5 取平底锅放入适量橄榄油烧热，将虾仁炒熟。

6 将所有食材装盘，稍放凉后即可食用。

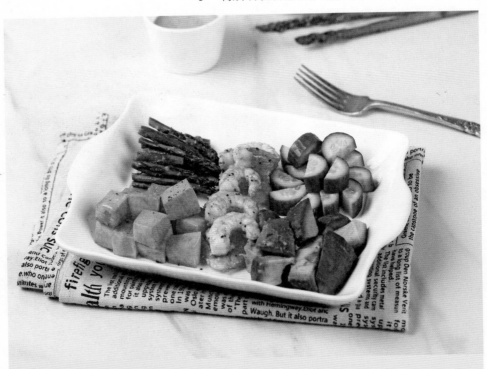

营养功效

芦笋富含蛋白质和多种微量元素，能有效预防脂肪和糖分在体内的堆积，同时还能调节血脂，降低高脂血症的发生概率。

红枣蒸南瓜

原料：

南瓜200克，红枣少许

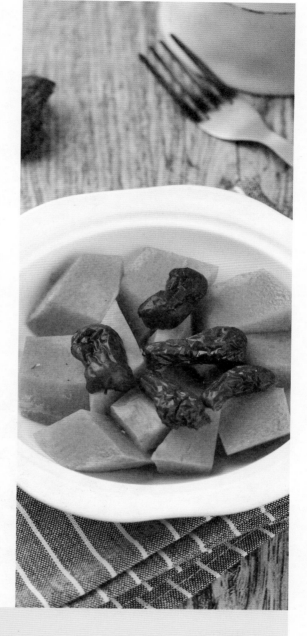

做法

1 把去皮洗净的南瓜切成小块，红枣切开去核。

2 将切好的南瓜装入盘中，放上切好的红枣。

3 将南瓜红枣放入蒸锅中，中火蒸至熟透。

4 揭盖，取出蒸好的食材，摆好盘即成。

营养功效

红枣含有丰富的维生素 C，能够使人体内的胆固醇转变为胆汁酸，降低血清胆固醇水平，可预防高脂血症。

黄豆焖茄丁

原料：

茄子70克，水发黄豆100克，
胡萝卜30克，圆椒15克

调料：

盐、鸡粉各2克，料酒4毫升，
胡椒粉3克，芝麻油3毫升，
食用油适量

做法

1 将洗好的胡萝卜、圆椒、茄子切成丁，备用。

2 用油起锅，倒入切好的胡萝卜、茄子，炒匀。

3 注入适量清水，倒入黄豆，加入盐、料酒。

4 加盖，烧开后用小火煮约15分钟，倒入圆椒，
续煮至食材熟透，加鸡粉、胡椒粉、芝麻油。

5 转大火收汁，关火后盛出煮好的菜肴即可。

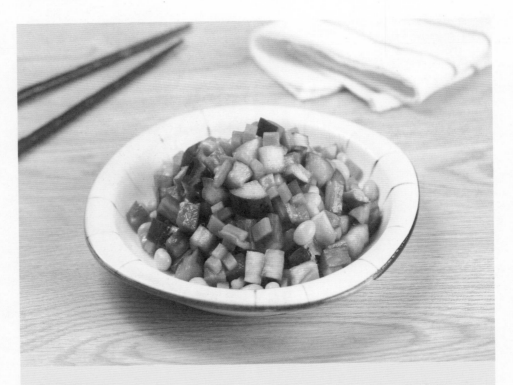

营养功效

茄子不仅具有清热消肿的功效，还具有抗氧化功能，同
时也可以降低血液中的胆固醇含量，预防动脉硬化。

豆皮金针菇卷

原料：

豆皮50克，金针菇100克，彩椒丝20克

调料：

烧烤粉、孜然粉各5克，盐少许，食用油适量

做法

1. 将豆皮切成长约10厘米、宽约3厘米的条；金针菇切去根部，待用。

2. 将豆皮平铺在砧板上，放入金针菇、彩椒丝，卷成卷并用竹签穿好，将全部食材做好，备用。

3. 在烧烤架上刷适量食用油，将豆皮金针菇卷放在烧烤架上。

4. 均匀地刷上适量食用油，小火烤至变色，翻面撒上烧烤粉、盐、孜然粉，续烤至熟。

5. 将烤好的豆皮金针菇卷装入盘中即可。

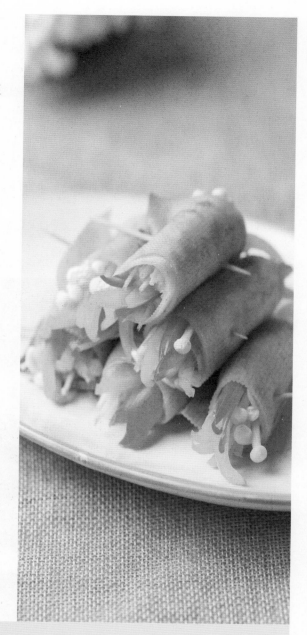

营养功效

金针菇含有蛋白质、维生素、胡萝卜素和多种矿物质，具有增强免疫力、降低血脂、降低胆固醇等功效。

珍珠彩椒炒芦笋

原料：

去皮芦笋75克，水发珍珠木耳110克，彩椒50克，干辣椒10克，姜片、蒜末各少许

调料：

盐、鸡粉各2克，料酒5毫升，水淀粉、食用油各适量

做法

1 洗净的芦笋切段，彩椒切粗条。

2 锅中注水烧开，倒入珍珠木耳、芦笋段、彩椒条，焯片刻，捞出装盘备用。

3 用油起锅，放入姜片、蒜末、干辣椒，爆香。

4 倒入焯好的食材，淋入料酒，炒匀，注入适量清水。

5 加入盐、鸡粉、水淀粉，翻炒至熟，关火盛出即可。

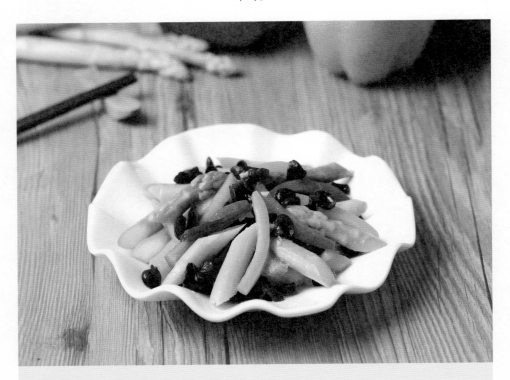

营养功效

木耳、彩椒搭配芦笋一起食用，不仅可以补充丰富的营养物质，还能达到清热利尿、降血压、降血脂的功效，适合高脂血症患者食用。

蒜蓉蒸娃娃菜

原料：

娃娃菜350克，水发粉丝200克，红彩椒粒、蒜末各15克，葱花少许

调料：

盐、鸡粉各1克，生抽5毫升，食用油适量

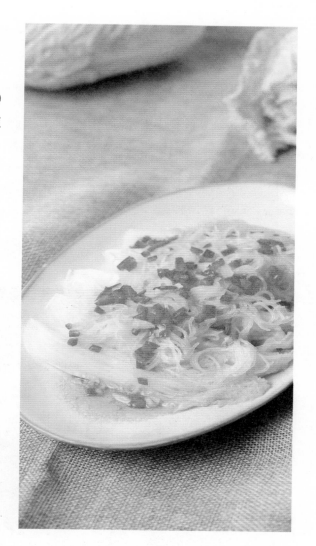

做法

1. 泡好的粉丝切段，娃娃菜切粗条，装盘待用。

2. 蒸锅注水烧开，放上装有食材的盘子，蒸熟后取出，放置一旁待用。

3. 另起锅，注入适量食用油，倒入蒜末，爆香。

4. 加入生抽，倒入红彩椒粒，拌匀，加盐、鸡粉，炒至入味。

5. 关火后盛出蒜蓉汤汁，浇在娃娃菜上，撒上葱花即可。

营养功效

大蒜不仅具有杀菌作用，适当食用可以在一定程度上起到预防疾病的作用，同时大蒜还是天然的降压药，可以减少高血脂并发高血压的出现。

芦笋鸡柳

原料：

芦笋160克，鸡胸肉70克，胡萝卜50克，姜片、蒜末、葱白各少许

调料：

盐6克，鸡粉3克，水淀粉7毫升，料酒4毫升，食用油适量

做法

1. 洗净的芦笋去皮，切成段；胡萝卜切成条。

2. 鸡胸肉装入碗中，放入少许盐、鸡粉，倒入水淀粉、食用油，拌匀，腌渍入味。

3. 锅中加水烧开，放入适量盐、食用油，倒入芦笋、胡萝卜，焯片刻，捞出装盘备用。

4. 锅中倒油烧热，下入姜片、蒜末、葱白，倒入鸡胸肉、芦笋、胡萝卜，淋上料酒，加盐、鸡粉，倒入水淀粉，翻炒入味，关火盛出即可。

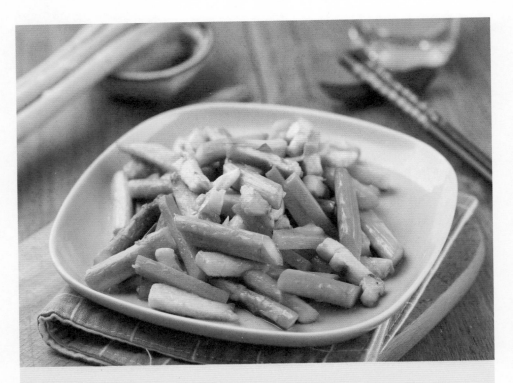

营养功效

芦笋富含多种维生素、矿物质，具有消除疲劳、降低血压、增进食欲的功效。高脂血症患者经常食用，可以预防高血压等并发症。

墨鱼炒西蓝花

原料：

墨鱼200克，西蓝花250克，姜片、葱段各7克

调料：

盐3克，料酒、水淀粉、芝麻油各5毫升，食用油适量

做法

1 处理好的墨鱼切成块，西蓝花切成小块。

2 往墨鱼中加入盐、料酒，拌匀，腌渍5分钟。

3 沸水锅中放入墨鱼，汆至转色，捞入盘中待用。

4 热锅注油，放入姜片、葱段爆香，倒入西蓝花，注入适量清水。

5 加入盐，倒入墨鱼，炒匀，倒入水淀粉收汁勾芡，加入芝麻油拌匀。

6 关火，将食材捞出，放入盘中即可。

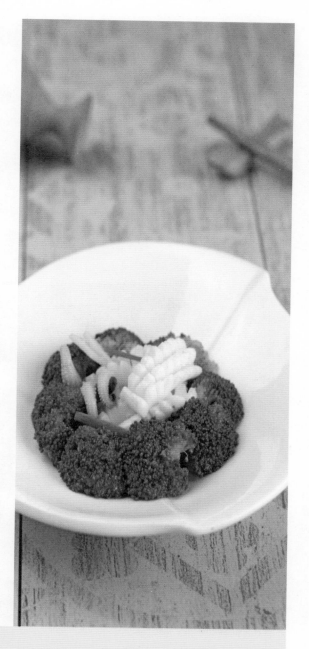

营养功效

常吃墨鱼，可提高免疫力，防止骨质疏松，缓解倦怠乏力，对食欲不振等作用显著，还可以降低胆固醇，防止动脉硬化。

豆花鱼片

原料：

草鱼500克，豆花200克，葱段、姜片各少许

调料：

鸡粉、味精、盐、水淀粉、食用油各适量

做法

1 将处理好的草鱼剔除鱼骨，取肉切成薄片。

2 鱼片加味精、盐，淋入水淀粉、食用油，拌匀腌渍10分钟。

3 起油锅，倒入姜片爆香，注入适量清水煮沸，加入鸡粉、盐，倒入鱼片拌煮至熟。

4 用水淀粉勾芡，淋入食用油，撒上葱段拌匀。

5 豆花装入盘中，盛入鱼片，浇入原锅中的汤汁即成。

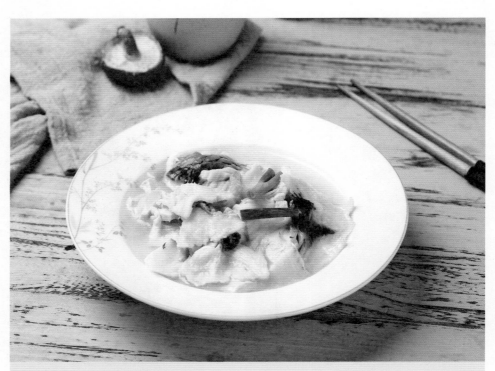

营养功效

草鱼肉质鲜嫩不腻，具有良好的开胃、滋补的作用。常食可以平肝降压，对高血压、高血脂及动脉硬化等症有很好的食疗效果。

葱油蒸大黄鱼

原料：

黄鱼420克，姜片少许，葱丝
20克

调料：

盐3克，料酒、生抽各10毫升，
食用油适量

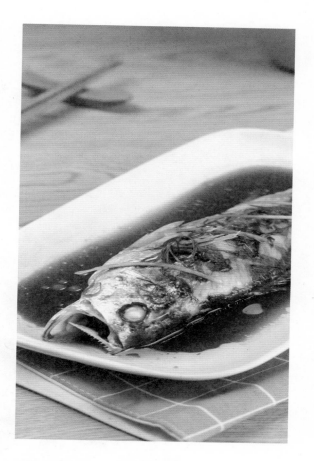

做法

1 将处理好的黄鱼两面切一
  字花刀，鱼身上撒盐，淋上
  料酒，抹匀腌渍。

2 准备一双筷子放于盘底，撑
  住黄鱼，待用。

3 电蒸锅注水烧开，放上黄
  鱼，再往鱼身上撒上姜片。

4 加盖蒸熟后，取出黄鱼，取
  下筷子，在鱼身上铺上一层
  葱丝，待用。

5 热锅注油，烧至六成热，关
  火，将烧好的油盛出，浇在
  葱丝上。

6 往鱼两边淋上生抽即可。

营养功效

黄鱼属于海鱼，含有较多的不饱和脂肪酸、丰富的蛋白质、微量元素和维
生素，对人体有很好的补益作用，常食能有效调节血脂。

蒜香蒸生蚝

原料：

生蚝4个，柠檬1/4个，蒜末20克，葱花5克

调料：

蚝油5克，食用油20毫升，盐3克

做法

1 取一碗，倒入生蚝肉，加盐，挤入柠檬汁，拌匀腌渍。

2 用油起锅，倒入蒜末，爆香，放入葱花，加入蚝油，翻炒入味，装入碗中备用。

3 将腌好的生蚝肉放入生蚝壳中，再淋上炒香的蒜末。

4 取电蒸锅，注水烧开，放入生蚝，加盖蒸熟。

5 揭盖，取出蒸好的生蚝，待凉后即可食用。

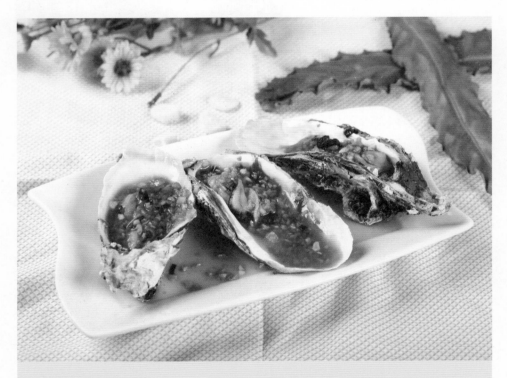

营养功效

生蚝含有维生素、矿物质等多种营养成分，不仅能够降低血压和胆固醇，起到预防动脉硬化的功效，还能缓解心悸失眠、烦躁不安。

豆芽韭菜汤

原料：

绿豆芽80克，韭菜100克

调料：

盐3克，鸡粉2克，食用油适量

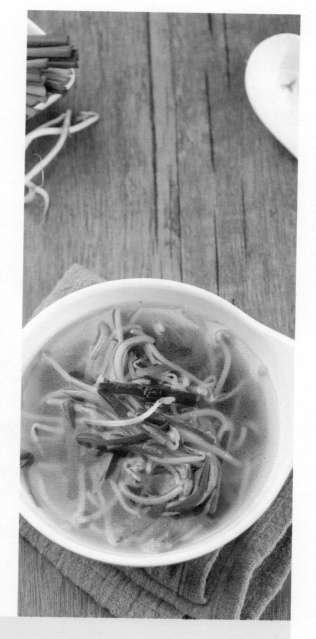

做法

1 将洗净的韭菜切成段，装入
盘中，备用。

2 用油起锅，倒入韭菜，翻炒
片刻，放入绿豆芽，炒匀。

3 倒入约400毫升清水，大
火煮沸，加入盐、鸡粉，拌
匀调味。

4 把煮好的豆芽韭菜汤盛出，
装入碗中即成。

营养功效

适当食用韭菜可养肝、增强脾胃之气，而且韭菜中的含
硫化合物具有降血脂、降血压的作用，能有效预防高脂
血症的发生。

海带紫菜瓜片汤

原料：

水发海带200克，冬瓜肉170克，水发紫菜90克

调料：

盐、鸡粉各2克，芝麻油适量

做法

1 冬瓜肉去皮切片，海带切成细丝，待用。

2 砂锅中注水烧开，放入冬瓜片、海带丝搅散，大火煮沸。

3 盖上盖，转中小火煮至食材熟透；揭盖，倒入洗净的紫菜。

4 加入盐、鸡粉搅匀，放入芝麻油，续煮一会儿，至汤汁入味。

5 关火后将煮好的汤盛入碗中即可。

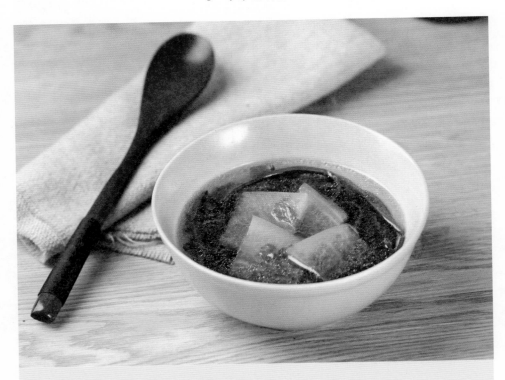

营养功效

冬瓜所含的热量极低，具有清热解毒、利水消肿的功效，尤其适合高脂血症、糖尿病等患者食用。

胡萝卜牛肉汤

原料：

牛肉125克，胡萝卜100克，姜片、葱段各少许

调料：

盐、鸡粉各1克，胡椒粉2克

做法

1 洗净的胡萝卜切滚刀块，洗好的牛肉切块。

2 锅中注水烧热，倒入牛肉，氽去血水和脏污，捞出装盘待用。

3 烧锅置火上，注水烧开，倒入氽好的牛肉，放入姜片、葱段，搅匀。

4 加盖，大火煮开后转小火续煮1小时至熟软，倒入胡萝卜，搅匀。

5 续煮30分钟至胡萝卜熟软，加入盐、鸡粉、胡椒粉，搅匀调味。

6 关火后盛出煮好的汤，装碗即可。

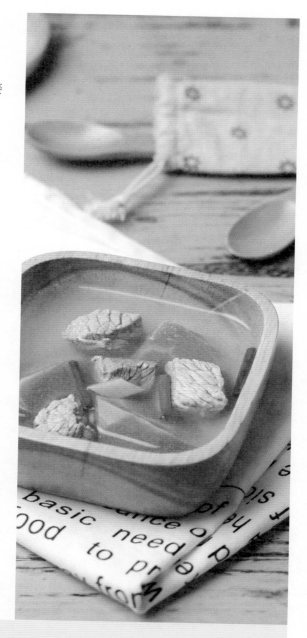

营养功效

研究表明，缺锌可引起血脂代谢异常。牛肉中含有锌，是合成或激活体内多种酶的成分，如碱性磷酸酶、乳酸脱氢酶等，有助于调节血脂。

123

白萝卜牡蛎汤

原料：

白萝卜丝30克，牡蛎肉40克，姜丝、葱花各少许

调料：

料酒10毫升，盐、鸡粉各2克，芝麻油、胡椒粉、食用油各适量

做法

1. 锅中注水烧开，倒入白萝卜丝、姜丝、牡蛎肉，搅拌均匀。

2. 淋入少许食用油、料酒，搅匀，盖上锅盖，焖煮至食材熟透。

3. 揭开锅盖，淋入芝麻油，加入胡椒粉、鸡粉、盐，拌匀调味。

4. 将煮好的汤水盛出，装入碗中，撒上葱花即可。

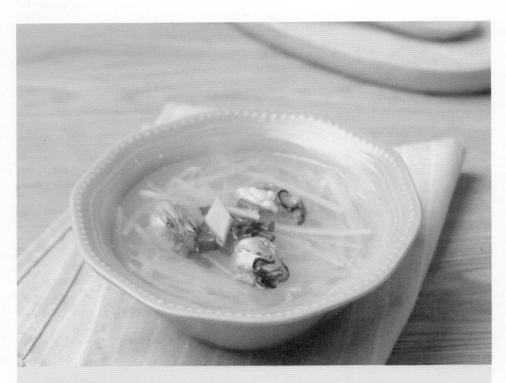

营养功效

白萝卜能促进新陈代谢、增强食欲，常吃白萝卜可降低血脂、软化血管、稳定血压，还可预防冠心病、动脉硬化、胆石症等疾病。

胡萝卜酸奶

原料：

去皮胡萝卜200克，酸奶120毫升，柠檬汁30毫升

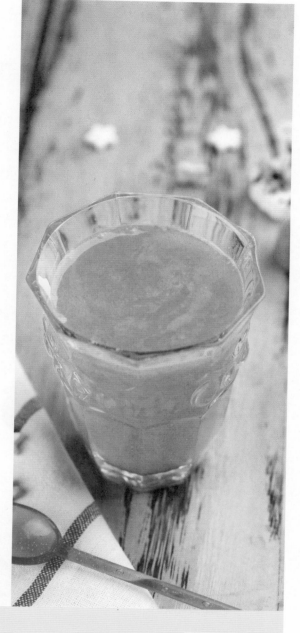

做法

1. 洗净去皮的胡萝卜切块，待用。

2. 榨汁机中倒入胡萝卜、酸奶、柠檬汁和适量清水。

3. 盖上盖，榨约20秒成蔬果汁，倒入杯中即可。

营养功效

胡萝卜有健脾和胃、补肝明目、清热解毒、降低血压、降气止咳等功效，还含有降糖物质，尤其适合患有高脂血症、糖尿病的患者食用。

牛蒡子降脂茶

原料：

牛蒡子7克，枸杞10克，绿茶少许

做法

1　砂锅中注入适量清水烧开，放入备好的牛蒡子、枸杞。

2　盖上盖，小火煮约10分钟，至其析出有效成分。

3　揭开盖，用中火保温，备用。

4　绿茶放入茶杯中，盛入砂锅中的药汁，至八九分满。

5　盖上盖，泡约5分钟；揭盖，趁热饮用即可。

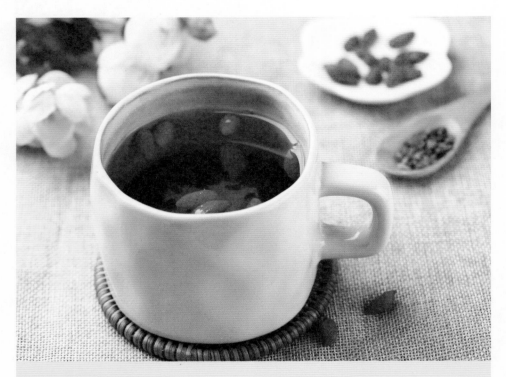

营养功效

本品可清热利咽、滋阴明目、降低血糖、瘦身减脂，适合糖尿病、高脂血症、肥胖症人群饮用。

荞麦绿茶

原料：

荞麦10克，绿茶5克

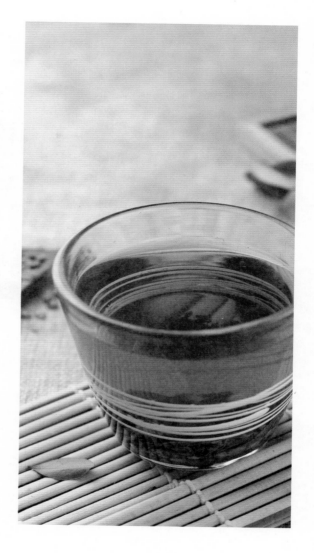

做法

1 取茶杯，放入洗净的荞麦、绿茶。

2 倒入少许热水，略泡片刻，倒掉水。

3 重新注入适量开水。

4 盖上杯盖，泡至其析出有效成分。

5 揭开杯盖，即可饮用。

营养功效

荞麦含有植物蛋白质、B族维生素和植物纤维素等营养物质，其中植物蛋白质在体内不易转化成脂肪，对高脂血症患者来说是理想的食材。

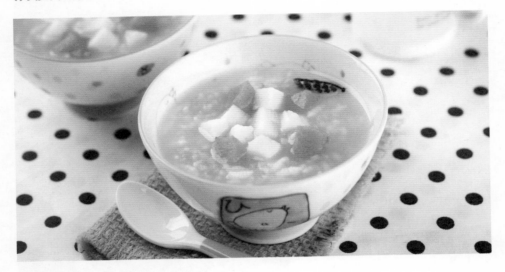

南瓜山药杂粮粥

原料： 水发大米95克，玉米糙65克，水发糙米120克，水发燕麦140克，山药125克，南瓜肉110克

做法

1 将洗净的山药、南瓜切小块。

2 砂锅中注水烧开，倒入洗净的糙米、大米和燕麦。

3 盖上盖，烧开后用小火煮至米粒变软，倒入南瓜、山药拌匀。

4 倒入备好的玉米糙，搅拌一会儿，使其散开，小火续煮至食材熟透。

5 搅拌几下，关火后盛出杂粮粥，装在碗中，稍稍冷却后即可食用。

营养功效

山药具有补脾养胃、生津益肺等功效，其含有的黏液蛋白、维生素等物质可以阻止血脂沉淀，有效预防人体脂质代谢异常。

猕猴桃薏米粥

原料：

水发薏米220克，猕猴桃40克

调料：

冰糖适量

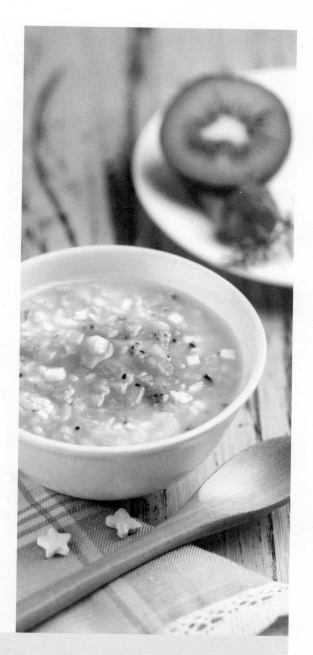

做法

1 洗净的猕猴桃切去头尾，削去果皮和硬芯，切成碎末，备用。

2 砂锅注水烧开，倒入洗净的薏米，拌匀。

3 加盖，煮开后转小火煮至薏米熟软，倒入猕猴桃末。

4 加入冰糖，搅拌均匀，煮至冰糖完全溶化。

5 关火后盛出煮好的粥，装入碗中即可。

营养功效

薏米含有的膳食纤维可以降低血液中的胆固醇含量，有效预防高血压、高脂血、脑卒中、心血管病及心脏病的发生。

什锦豆饭

原料：

水发大米50克，水发白扁豆20克，水发红豆15克，豌豆30克

做法

1 将泡好的大米、白扁豆、红豆倒入开水锅中，拌匀。

2 盖上锅盖，大火煮开后转小火煮10分钟，倒入豌豆，拌匀。

3 小火续煮30分钟至熟软，将煮好的饭盛出，装入碗中即可。

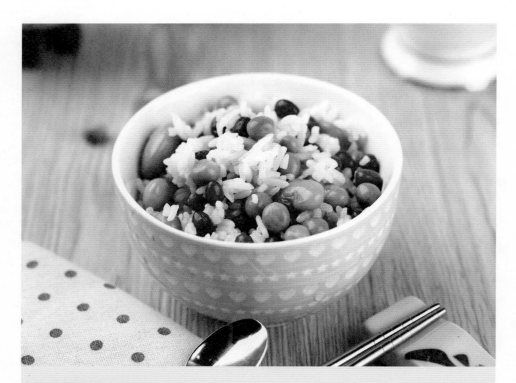

营养功效

红豆含有丰富的膳食纤维、维生素E、锌等活性成分，能降低血糖和血脂，且红豆中所含的热量偏低，是高脂血症患者的理想食物。

鱼泥小馄饨

原料：

草鱼肉 200 ~ 300 克，胡萝卜
半根，鸡蛋 1 个，小馄饨皮适量

调料：

酱油5毫升

做法

1　草鱼肉剁成泥；胡萝卜去皮，
　　切成圆形薄片，再剁成泥。

2　将胡萝卜泥、搅散的鸡蛋、
　　酱油倒入装有鱼泥的碗中，
　　拌匀。

3　将馅料包成小馄饨。

4　煮熟出锅装碗即可。

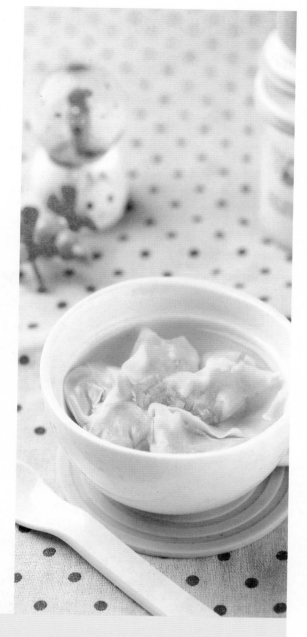

营养功效

草鱼含有丰富的不饱和脂肪酸，对降低血压和血脂、加
速血液循环有很好的食疗效果，加入胡萝卜做成馄饨，
营养更易于吸收。

西红柿面片汤

原料：

西红柿90克，馄饨皮100克，鸡蛋1个，姜片、葱段各少许

调料：

盐2克，鸡粉少许，食用油适量

做法

1 将馄饨皮沿对角线切开，制成生面片，待用。

2 洗好的西红柿切小瓣；鸡蛋打入碗中，调成蛋液，待用。

3 用油起锅，放入姜片、葱段，爆香；盛出姜、葱，倒入西红柿，注入适量清水煮沸，倒入生面片，搅散拌匀，煮至食材熟透。

4 倒入蛋液，拌匀，至液面浮现蛋花，加入盐、鸡粉，拌匀调味，关火盛入碗中即可。

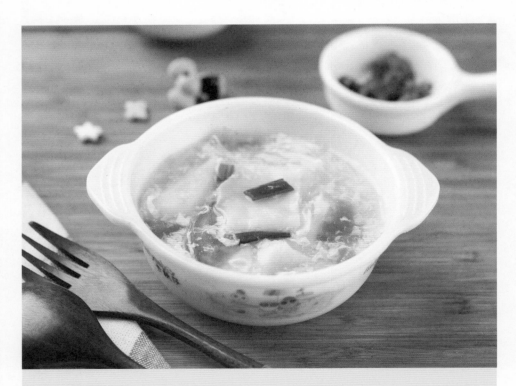

营养功效

西红柿具有止血、健胃消食、生津止渴等功效，还能防止低密度脂蛋白氧化，降低血浆胆固醇浓度，从而起到降低血脂的作用。

肉泥洋葱饼

原料：

瘦肉90克，洋葱40克，面粉
120克

调料：

盐2克，食用油适量

做法

1 取榨汁机，将瘦肉搅成肉
泥，装盘备用。

2 洋葱切成粒；面粉倒入碗中，
加入适量清水，搅拌均匀。

3 倒入肉泥，顺一个方向，搅
拌至面团起劲，加入洋葱、
盐，搅拌至盐分溶于面团
中，制成面糊，待用。

4 煎锅中注油烧热，放入面
糊煎至成型，待散发出焦
香味，翻转面饼，煎至两面
熟透。

5 关火后盛出煎好的面饼，放
在盘中，凉凉后切成小块，
摆好盘即可。

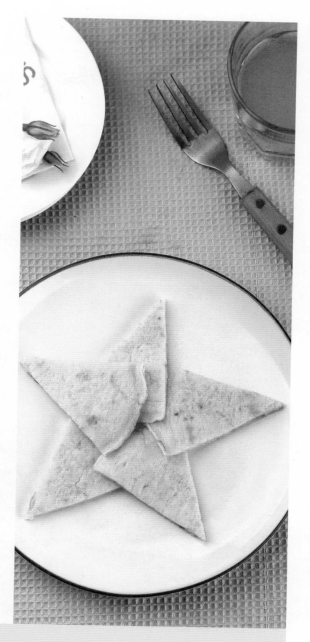

营养功效

洋葱具有扩张血管，降低血液黏稠度和血脂，减少外周血管和心脏冠状动
脉阻力的作用。此外，它还能使血压下降，适合高血脂、高血压患者食用。

葡萄柚猕猴桃沙拉

原料：

葡萄柚200克，猕猴桃100克，圣女果70克

调料：

酸奶适量

做法

1 洗净的猕猴桃去皮，去除硬芯，果肉切成片；葡萄柚、圣女果切小块，备用。

2 把切好的葡萄柚、猕猴桃装入碗中，倒入酸奶，搅拌均匀。

3 取一个干净的盘子，摆上圣女果装饰，将拌好的沙拉装入盘中即可。

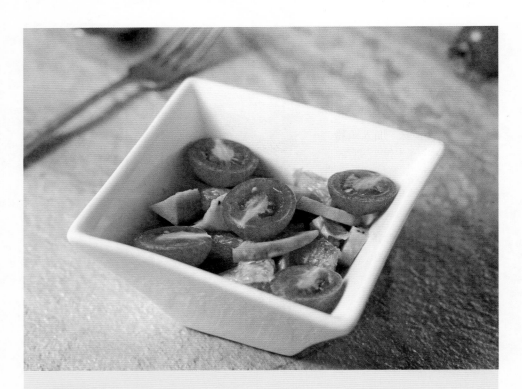

营养功效

猕猴桃有生津解热、止渴利尿等功效，其含有丰富的果胶和维生素C，可降低血中胆固醇浓度，适合高血脂人群食用。

凉拌芦笋

原料：

芦笋250克，红椒15克，蒜末少许

调料：

盐3克，生抽6毫升，鸡粉、芝麻油、食用油各适量

做法

1. 芦笋去皮切小段；红椒去籽，切小块。

2. 锅中倒入水烧开，加入少许食用油，倒入芦笋和红椒，煮至熟。

3. 取一个干净的大碗，倒入煮好的芦笋和红椒。

4. 倒入少许蒜末，加入鸡粉、盐，淋入少许生抽、芝麻油。

5. 充分拌匀调味，将拌好的芦笋盛出，装入盘中即可。

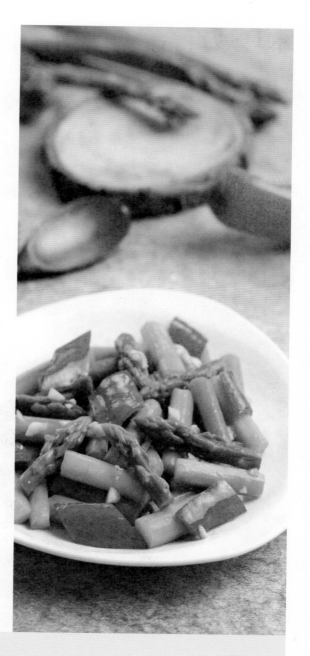

营养功效

芦笋含有丰富的胡萝卜素、维生素、膳食纤维等多种营养元素，能够调节血脂，预防高血脂。

木耳炒百合

原料：

水发木耳50克，鲜百合40克，胡萝卜70克，姜片、蒜末、葱段各少许

调料：

盐3克，鸡粉2克，料酒3毫升，生抽4毫升，水淀粉、食用油各适量

做法

1 胡萝卜去皮切片，木耳切成小块。

2 锅中注水烧开，加入少许盐、食用油，放入胡萝卜片、木耳，煮至断生，捞出待用。

3 用油起锅，放入姜片、蒜末、葱段爆香，倒入百合、料酒和焯好的食材，快速翻炒至全部食材熟透。

4 转小火，加入盐、鸡粉，淋入生抽、水淀粉，翻炒至食材入味，关火盛出即成。

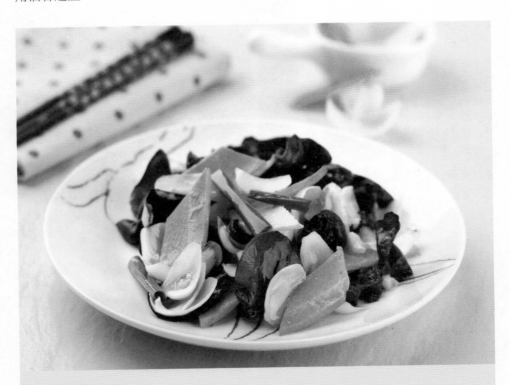

营养功效

木耳属于菌菇类食材，其含有的 B 族维生素能促进脂质代谢，有效降低血中胆固醇及三酰甘油，还能降低心血管疾病的风险。

136

清炒红薯叶

原料：

红薯叶350克

调料：

盐、味精、食用油各适量

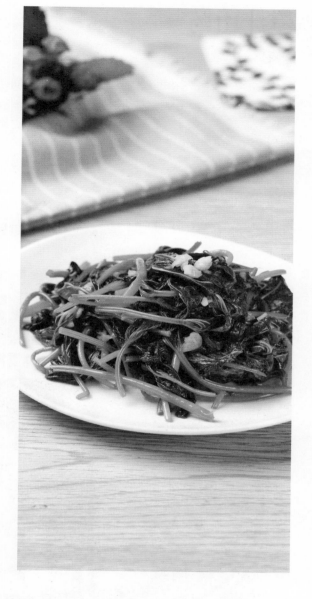

做法

1 从洗净的红薯藤上摘下红薯叶。

2 炒锅注油烧热，放入红薯叶炒匀。

3 加盐、味精调味，翻炒至入味。

4 淋上少许熟油炒匀，盛入盘中即成。

营养功效

红薯叶富含膳食纤维，能促进脂肪和胆固醇从体内排出，进而降低血脂。而且，本品采用清炒的烹饪方式，清淡有营养，对血管健康有利。

橙汁山药

原料：

山药150克，橙汁50克，蒜末、青椒片、红椒片各少许

调料：

盐3克，白糖2克，水淀粉、食用油各适量

做法

1. 把去皮洗净的山药切成丁。

2. 锅中加约800毫升清水，烧开后加入少许盐。

3. 倒入山药，煮至熟，捞出待用。

4. 用油起锅，倒入蒜末、青椒片、红椒片，炒香。

5. 倒入山药、橙汁，炒匀，加入少许盐、白糖，翻炒至入味。

6. 加水淀粉勾芡，再加入少许熟油炒匀，盛入盘中即可。

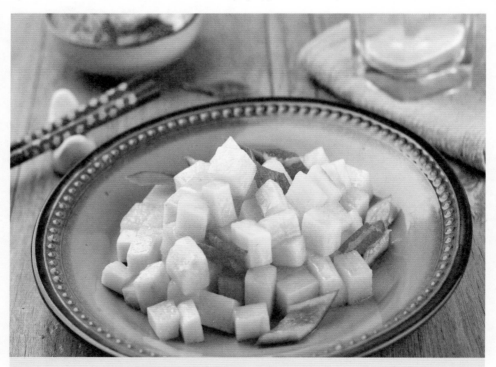

营养功效

橙汁含丰富的维生素C、柠檬酸、钙等营养物质，能有效维持心肌功能以及降血压，预防高血脂并发高血压或冠心病的发生。

素炖豆腐

原料：

豆腐80克，白菜120克，葱段6克，姜片、蒜瓣各5克

调料：

盐2克，食用油适量

做法

1 洗净的白菜切条，豆腐切厚片，蒜瓣切片，葱段切小段。

2 沸水锅中倒入白菜，汆烫至断生，捞出沥干水分，装盘待用。

3 用油起锅，放入豆腐，煎至底部焦黄，翻面。

4 放入姜片、蒜片、葱段，爆香，注入适量清水至没过锅底。

5 放入汆烫好的白菜，搅匀，加盖，炖至食材熟软。

6 揭盖，加入盐，搅匀调味，关火后盛出菜肴，装盘即可。

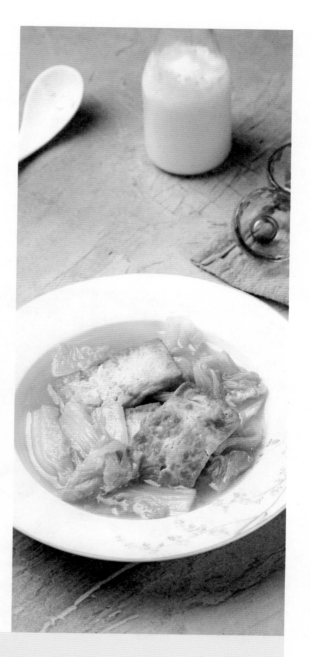

营养功效

豆腐含有植物蛋白、B族维生素等营养成分，具有预防便秘、降低血脂、保护心肺等作用。与白菜炖煮，吃起来柔嫩清新。

芦笋鲜蘑菇炒肉丝

原料：

芦笋75克，口蘑60克，猪肉110克，蒜末少许

调料：

盐、鸡粉各2克，料酒5毫升，水淀粉、食用油各适量

做法

1. 口蘑、芦笋切成条；猪肉切丝并装入碗中，加入盐、鸡粉、水淀粉、食用油，拌匀调味。

2. 锅中倒水烧开，加入盐、食用油，放入口蘑、芦笋，煮至断生，捞出沥干水分，待用。

3. 热锅注油，倒入肉丝炒至变色，捞出备用。

4. 锅底留油，倒入蒜末、口蘑、芦笋、猪肉丝，加入料酒、盐、鸡粉，炒匀调味。

5. 续炒至食材熟透，关火后盛出即可。

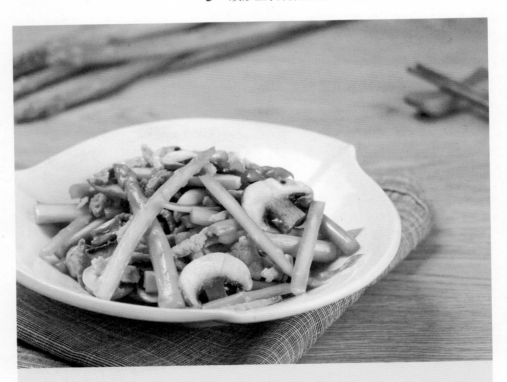

营养功效

口蘑有降低血液中胆固醇、软化血管的功效，可以有效地预防高胆固醇或高血脂，减缓心血管疾病的发展。

椰子油蒸鱼

原料：

黄脚立鱼200克，葱段适量

调料：

简易橙醋酱油20毫升，生粉5
克，料酒、椰子油各3毫升

做法

1 取一部分葱段切成小段，另
   一部分葱段对折，切细丝。

2 处理好的黄脚立鱼两面淋
   上料酒，加入生粉抹匀，腌
   渍10分钟。

3 腌渍好的鱼放入蒸盘中，
   撒上葱段，再浇上椰子油，
   待用。

4 电蒸锅注水烧开，放入鱼，
   加盖蒸熟。

5 揭盖，将蒸好的鱼取出，撒
   上葱丝，浇上简易橙醋酱油
   即可。

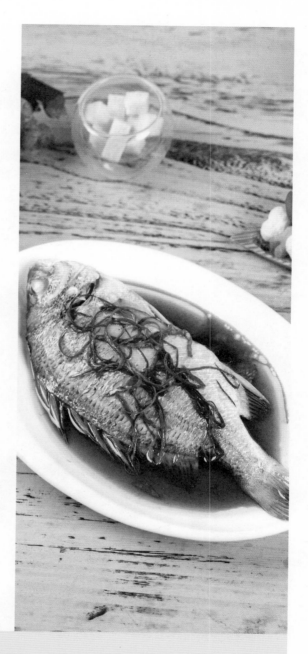

营养功效

黄脚立鱼肉质细嫩，是一种高蛋白、低脂肪的鱼类，具
有健脾养胃、清热消炎、补气活血的功效，非常适合给
高血脂患者补充营养。

栗子花生瘦肉汤

原料：

瘦肉 200 克，板栗肉 65 克，
花生米 120 克，胡萝卜 80 克，
玉米 160 克，香菇 30 克，
姜片、葱段各少许

调料：

盐少许

做法

1 胡萝卜去皮切滚刀块；玉米、瘦肉切小块。

2 将瘦肉块汆去血渍后捞出，沥干水分待用。

3 砂锅中注水烧热，倒入所有食材，再放入姜片、
   葱段，拌匀搅散，加盖，烧开后转小火煮至食材
   熟透；揭盖，加入少许盐，拌匀。

4 续煮至汤汁入味，关火后盛出煮好的瘦肉汤，
   装在碗中即可。

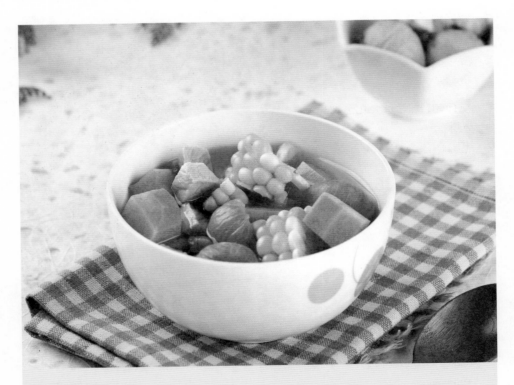

营养功效

花生含有人体必需的氨基酸，可以促进人体的新陈代谢、
抗衰老，同时花生还具有预防动脉硬化的功效。

西红柿豆芽汤

原料：

西红柿50克，绿豆芽15克

调料：

盐2克

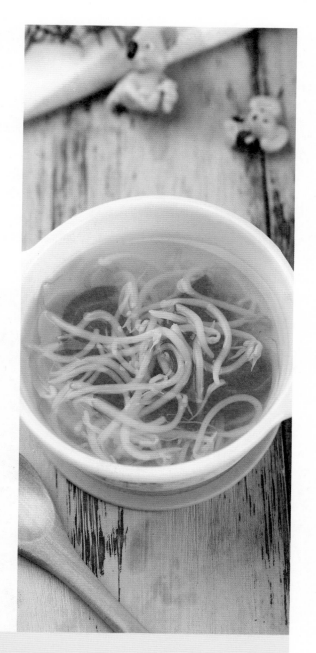

做法

1 洗净的西红柿切成瓣，待用。

2 砂锅中注入适量清水，用大火烧热。

3 倒入西红柿、绿豆芽，加入少许盐。

4 搅拌匀，略煮一会儿至食材入味。

5 关火后将煮好的汤料盛入碗中即可。

营养功效

绿豆芽富含维生素C，可将胆固醇转变为胆酸排出，从而降低总胆固醇，此外还可以软化血管，适合高血脂人群食用。

香菇玉米须汤

原料：

水发香菇75克，鸡肉块150克，玉米须30克，玉米115克，去皮胡萝卜95克，姜片少许

调料：

盐2克

做法

1. 胡萝卜切滚刀块，玉米切段，香菇切去柄部。

2. 锅中注入水烧开，倒入鸡块，氽片刻，捞出装盘备用。

3. 将鸡块、玉米段、胡萝卜块、香菇、姜片、玉米须放入热水锅中，拌匀。

4. 加盖，大火煮开后转小火煮2小时至熟；揭盖，加盐调味。

5. 关火后盛出煮好的汤，装入碗中即可。

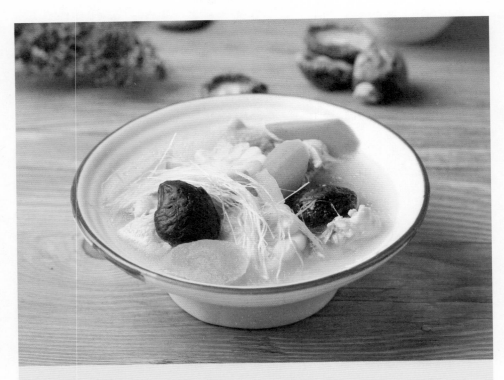

营养功效

香菇具有降低血脂，预防动脉硬化和肝硬化的作用，玉米须具有利尿降压、助消化的作用，搭配熬汤，高血脂、高血压人群可多饮用。

莲子鲫鱼汤

原料：

鲫鱼1条，莲子30克，姜3片，葱白3克

调料：

盐5克，食用油15毫升，料酒5毫升

做法

1. 用油起锅，放入处理好的鲫鱼，晃动煎锅，使鱼头、鱼尾都沾上油。

2. 一面煎至金黄色后翻面，将鱼煎至两面金黄，倒入适量热水，没过鱼身。

3. 加入葱白、姜片、料酒，盖上盖，大火煮沸。

4. 揭盖，倒入泡好的莲子，拌匀，小火煮至有效成分析出。

5. 加盐，拌匀调味，关火将煮好的汤盛入碗中即可。

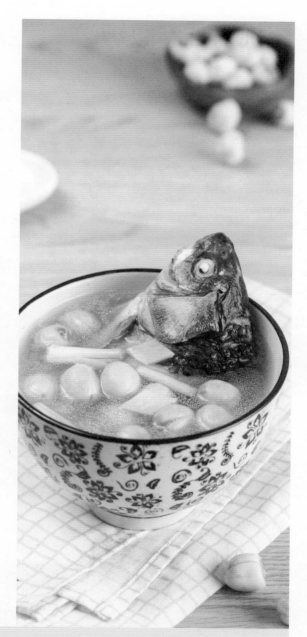

营养功效

鲫鱼所含的蛋白质质优、齐全、易于消化吸收，是心脑血管疾病患者的良好蛋白质来源，常食可增强抗病能力，高血脂患者可经常食用。

核桃黑芝麻酸奶

原料：

酸奶200毫升，核桃仁30克，草莓20克，黑芝麻10克

做法

1 将洗净的草莓切小块。

2 黑芝麻放入锅中，翻炒出香味，装盘待用。

3 取备好的杵臼，倒入核桃仁，用力压碎，放入黑芝麻，压成粉。

4 将捣好的材料倒出，装入盘中，即成核桃粉，待用。

5 取一个干净的玻璃杯，放入切好的草莓。

6 倒入酸奶，再均匀地撒上核桃粉即可。

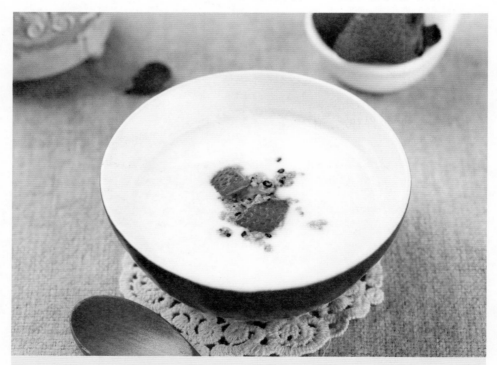

营养功效

核桃具有温补肺肾、定喘润肠的作用，所含营养成分能维持血液顺畅，软化血管，降低胆固醇。

菊花山楂绿茶

原料：

山楂25克，绿茶叶5克，菊花4克

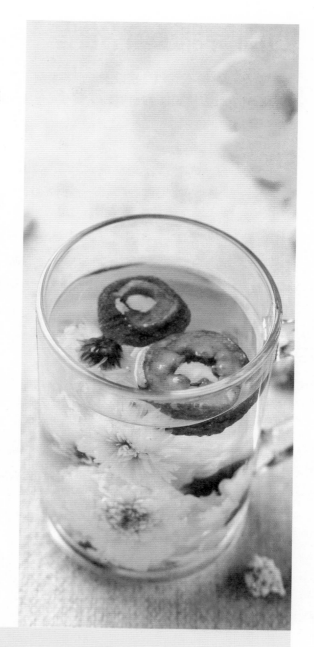

做法

1 砂锅中注入适量清水烧开，倒入洗净的山楂。

2 盖上盖，煮沸后转小火，煮至其析出有效成分。

3 揭盖，转中火续煮一会儿，保温待用。

4 将绿茶叶、菊花放入玻璃杯中，盛入锅中少许开水，清洗去除杂质。

5 倒出杯中的热水，再次盛入锅中的开水，至八九分满。

6 盖上杯盖，泡至茶汁散出花香味，揭盖，趁热饮用即可。

营养功效

菊花具有疏风、清热、明目、解毒、提高胆固醇代谢的功效，能预防高血脂疾病以及解热消炎，利尿抗菌等。

四周降脂食谱推荐

高血脂人群不仅可以选择以上推荐的菜例，还可以参考以下降脂食谱，在满足自己食欲的同时，吃得健康合理。

第一周

周一	早餐	排骨汤面（面条 60 克，排骨汤 200 毫升）；蒸茄子（茄子 100 克）
	中餐	白米饭（大米 100 克）；萝卜鲫鱼奶汤（白萝卜、鲫鱼各 100 克）；豆腐白菜丁（豆腐、白菜各 100 克）
	晚餐	红薯粥（红薯 50 克，大米 30 克）；蚝油煎双菇（香菇、草菇各 100 克）
周二	早餐	西葫芦蛋饺（西葫芦 50 克，鸡蛋 1 个，面粉 80 克）；腰果拌西芹（腰果 20 克，西芹 100 克）
	中餐	二米饭（小米20克，大米80克）；肉末烧海参（猪瘦肉、海参各50克）；生煸豌豆苗（豌豆苗100克）
	晚餐	鸡肉焖饭（鸡肉 30 克，大米 80 克）；清炒木耳菜（木耳菜 100 克）
周三	早餐	荞麦馒头（荞麦面粉 80 克）；凉拌绿豆芽（绿豆芽 100 克）
	中餐	白米饭（大米 100 克）；双色豆腐汤（豆腐、猪血各 100 克）；芦笋炒鸡柳（芦笋 100 克，鸡柳 80 克）
	晚餐	玉米饼（玉米面 60 克，面粉、玉米各 20 克）；榴橙汁（石榴、橙子各 100 克）

周四	早餐	西蓝花意面（西蓝花 100 克，意面 70 克）；圣女果汁（圣女果 100 克）
	中餐	白米饭（大米 90 克）；菊花鲤鱼（菊花 5 克，鲤鱼 100 克）；黄瓜炒木耳（黄瓜、木耳各 100 克）
	晚餐	红枣发糕（红枣 10 克，大米粉 70 克）；脱脂牛奶莲子汤（莲子 20 克，脱脂牛奶 100 毫升）

周五	早餐	绿豆海带粥（绿豆 20 克，海带 10 克，大米 50 克）；白菜炒豆芽（白菜、黄豆芽各 100 克）
	中餐	山药饭（山药 100 克，大米 120 克）；清炒芦笋（芦笋 100 克）；山楂黑豆瘦肉汤（山楂、黑豆各 30 克，猪瘦肉 50 克）
	晚餐	黄瓜拌粉皮（黄瓜 50 克，粉皮 80 克）；薏米冬瓜汤（薏米 10 克，冬瓜 00 克）

周六	早餐	燕麦粥（燕麦 30 克，大米 40 克）；马蹄炒香菇（马蹄、香菇各 100 克）
	中餐	白米饭（大米 100 克）；荠菜豆腐羹（荠菜、豆腐各 100 克）；白果炒牛肉（白果 20 克，牛肉 80 克）
	晚餐	玉米面发糕（玉米面 80 克）；芹菜苹果汁（芹菜、苹果各 100 克）

周天	早餐	白馒头（面粉 80 克）；橘子凉拌蔬菜（橘子、菠菜各 100 克）
	中餐	白米饭（大米 100 克）；松茸烧冬笋（松茸、竹笋各 100 克）；苦瓜排骨汤（苦瓜、排骨各 100 克）
	晚餐	土豆丝饼（土豆 50 克，面粉 80 克）；扒鲜芦笋（芦笋 100 克）

第二周

周一	早餐	全麦吐司 80 克；香蕉炖脱脂牛奶（香蕉 50 克，脱脂牛奶 250 毫升）
	中餐	二米饭（小米 20 克，大米 70 克）；清炖猪心（猪心 50 克）；芹菜炒香干（芹菜、香干各 80 克）
	晚餐	菊花粥（菊花 10 克，大米 50 克）；清炒菠菜（菠菜 100 克）

周二	早餐	山竹甩饼（山竹 50 克，面粉 80 克）；香菇炒瘦肉（香菇 100 克，猪瘦肉 50 克）
	中餐	黑米饭（黑米 20 克，大米 80 克）；胡萝卜炖牛蹄筋（胡萝卜、牛蹄筋各 100 克）；清炒油麦菜（油麦菜 100 克）
	晚餐	白果粥（白果 10 克，大米 60 克）；清炒黄豆芽（黄豆芽 100 克）

周三	早餐	白菜蛋饺（白菜、面粉各 80 克，蛋清 60 克）；蜜桃汁（蜜桃 100 克）
	中餐	糙米饭（糙米 10 克，大米 90 克）；苹果烧鸡（苹果 100 克，鸡肉 80 克）；凉拌海带（海带 100 克）
	晚餐	白米饭（大米 80 克）；猪大骨海带汤（猪骨、海带各 100 克）

周四	早餐	鸡汁粥（大米60克，鸡汤100毫升）；绿豆酿莲藕（绿豆、莲藕各100克）
	中餐	白米饭（大米90克）；水煮牛肉（牛肉100克）；清炒油麦菜（油麦菜100克）
	晚餐	山药青菜面（山药50克，上海青20克，面条80克）
周五	早餐	绿豆粥（绿豆10克，大米50克）；珍珠菌烧海参（珍珠菌100克，海参30克）
	中餐	黄豆芽汤饭（黄豆芽40克，大米90克）；竹笋肉片（竹笋、猪瘦肉各100克）
	晚餐	清爽肠粉（黄瓜60克、上海青30克，面粉70克）；奶汁冬瓜条（冬瓜100克，脱脂牛奶100毫升）
周六	早餐	燕麦吐司（燕麦粉100克）；藕粉羹（藕粉60克）
	中餐	白米饭（大米100克）；蒜苗炒肉（蒜苗、猪瘦肉各100克）；粉蒸红薯叶（红薯叶100克，玉米面40克）
	晚餐	红豆黑米粥（红豆10克，黑米50克）；清蒸秋葵（秋葵100克）
周日	早餐	竹筒米糕（猪瘦肉50克，糯米80克）；凉拌土豆山药（土豆、山药各100克）
	中餐	红薯饭（红薯20克，大米80克）；核桃炒鸡丁（核桃20克，鸡肉100克）；紫菜汤（紫菜20克）
	晚餐	白米饭（大米80克）；绿豆芽炒黄瓜片（绿豆芽60克，黄瓜100克）

第三周

周一	早餐	香蕉甩饼（香蕉50克，面粉80克）；苹果豆浆200毫升
	中餐	高粱饭（高粱20克，大米80克）；四季豆炒肉（四季豆、猪瘦肉各100克）；红烧丝瓜（丝瓜100克）
	晚餐	白米饭（大米60克）；香芋蒸排骨（香芋100克，排骨60克）
周二	早餐	苋菜饼（苋菜50克，面粉70克）；金橘柠檬汁（金橘100克，柠檬50克）
	中餐	白米饭（大米90克）；清炖黄鳝（黄鳝100克）；素炒小白菜（小白菜100克）
	晚餐	麦冬粥（麦冬5克，大米50克）；粉蒸胡萝卜丝（玉米面30克，胡萝卜100克）
周三	早餐	糙米胡萝卜糕（糙米、大米各40克，胡萝卜60克）；蓝莓豆浆200毫升
	中餐	白米饭（大米100克）；鸡腿菇煲鸡（鸡腿菇、鸡肉各100克）；松仁丝瓜（松仁20克，丝瓜100克）
	晚餐	板栗饼（板栗100克，面粉40克）；莲子红枣汤（莲子50克，红枣10克）

周四	早餐	黑豆紫米露（黑豆30克，紫米60克）；烤红薯（红薯60克）
	中餐	白米饭（大米80克）；西红柿洋葱汤（西红柿100克，洋葱80克）
	晚餐	西蓝花炖饭（西蓝花20克，胡萝卜10克，大米100克）；红烧兔肉（兔肉100克）；凉拌发菜（发菜150克）

周五	早餐	玉米花卷（玉米面、面粉各40克）；西瓜葡萄柚汁（西瓜、葡萄柚各100克）
	中餐	白米饭（大米100克）；干贝白菜心（干贝10克，白菜心100克）；香菇鱼片汤（香菇110克，草鱼100克）
	晚餐	桂花糖粥（桂花糖10克，大米60克）；黑白木耳炒芹菜（木耳、银耳、芹菜各100克）

周六	早餐	小麦粥（小麦20克，大米40克）；芹菜炒香干（芹菜100克，香干50克）
	中餐	白米饭（大米100克）；柠檬清蒸罗非鱼（柠檬50克，罗非鱼100克）；焓炒生菜（生菜100克）
	晚餐	肉丝荞麦面（肉丝10克，荞麦面条80克）；凉拌海蜇丝（海蜇皮100克）

周日	早餐	鳕鱼蒸饺（鳕鱼、面粉各50克）；脱脂牛奶250毫升
	中餐	山楂饭（山楂10克，大米90克）；芹菜炒鸡丝（芹菜100克，鸡肉80克）；素炒马齿苋（马齿苋100克）
	晚餐	白米饭（大米70克）；丹参猪心汤（丹参10克，猪心60克）

第四周

周一	早餐	洋葱通心粉（洋葱30克，通心粉80克）；素炒西红柿（西红柿100克）
	中餐	白米饭（大米100克）；蚕豆瘦肉汤（蚕豆100克，猪瘦肉80克）；醋熘土豆丝（土豆100克）
	晚餐	玉米面疙瘩（玉米面80克）；杏鲍菇烩牛肉粒（杏鲍菇100克，牛肉50克）

周二	早餐	原味吐司（面粉80克）；燕麦脱脂牛奶（燕麦30克，脱脂牛奶250毫升）
	中餐	白米饭（大米100克）；金针菇鱼片汤（金针菇、草鱼肉各100克）；橄榄菜炒茭白（橄榄菜50克，茭白100克）
	晚餐	西红柿意面（西红柿40克，意面80克）；西瓜翠衣拌胡萝卜（西瓜翠衣、胡萝卜各100克）

周三	早餐	刺猬包（豆沙100克，面粉80克）；橘子豌豆炒玉米（橘子40克，豌豆60克，玉米100克）
	中餐	白米饭（大米100克）；酸甜西红柿焖排骨（西红柿、排骨各100克）；蒜苗白萝卜丝（蒜苗、白萝卜各100克）
	晚餐	桂圆粥（桂圆50克，大米60克）；凉拌千张（千张100克）

周四	早餐	砂锅鸭肉面（鸭肉 30 克，上海青 50 克，面条 80 克）
	中餐	玉米饭（玉米 20 克，大米 80 克）；牛肉烧冬瓜（牛肉、冬瓜各 100 克）；清炒苋菜（苋菜 100 克）
	晚餐	馒头（面粉 80 克）；鲜香菇豆腐脑（香菇、豆腐脑各 100 克）

周五	早餐	彩色饭团（胡萝卜 20 克，包菜 30 克，大米 80 克）；雪梨拌莲藕（雪梨、莲藕各 100 克）
	中餐	白米饭（大米 100 克）；小鸡炖蘑菇（鸡肉、草菇各 100 克）；醋香蒸茄子（茄子 100 克）
	晚餐	黑豆粥（黑豆 20 克，大米 50 克）；芦笋炒百合（芦笋 100 克，百合 20 克）

周六	早餐	杂米粥（黑米、小麦各 10 克、大米 40 克）；香蕉豆浆 200 毫升
	中餐	白米饭（大米 90 克）；酸枣虾汤（带壳虾 25 克，酸枣仁、远志各 15 克）；香菇豆腐（香菇、豆腐各 100 克）
	晚餐	南瓜饼（南瓜、面粉各 50 克）；西红柿鸡蛋汤（西红柿 100 克，鸡蛋 1 个）

周日	早餐	核桃南瓜子酥（核桃、南瓜子各 20 克，面粉 80 克）；花生豆浆 100 毫升
	中餐	二米饭（小米 20 克，大米 80 克）；豆腐炖鱼（豆腐、鲫鱼各 100 克）；清炒豌豆苗（豌豆苗 100 克）
	晚餐	白米饭（大米 80 克）；山药炒木耳（山药、木耳各 100 克）

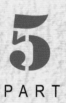

对症调养

——患病人群也能放心合理享用美食

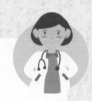

　　高血脂稍不注意就很容易引起并发症，如糖尿病、高血压、冠心病等，疾病特点不同，饮食要点也各有区分。对症食疗，既能让病患放心享用美食，也有利于养生保健。

高血脂并发糖尿病

高血脂可加重糖尿病，当高血脂并发糖尿病时更容易导致脑卒中、冠心病、肢体末节坏死、眼底病变等，这些糖尿病的并发症是导致患者过早死亡的主要原因。

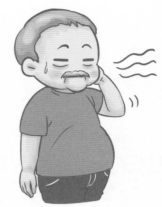

症状解析

糖尿病并发高血脂是常见的并发症之一，它是由糖尿病所致的脂质代谢异常引发的高血脂。在脂质代谢中，三酰甘油及游离脂肪酸对动脉硬化形成居重要地位。85%以上的糖尿病患者血浆中血脂浓度增高，易致动脉硬化而日益引起人们的重视。由此可见，糖尿病所致的脂质代谢异常是导致动脉粥样硬化、冠心病、脑血管病发生的主要危险因素之一。

饮食调养

① **防止热量摄入过多**。根据病情轻重与体力活动计算出每日需要消耗的总能量。

② **多食蔬菜及含糖量低的水果**。新鲜蔬菜及瓜果是维生素、钙、钾、镁、纤维素和果胶的主要来源，食物中的纤维果胶可降低人体对胆固醇的吸收。

③ **尽量少食用高脂肪、高胆固醇、高糖的食物**。糖尿病患者食用高糖食物无疑会使血糖进一步升高；高脂肪、高胆固醇食物的摄入会使血脂含量上升，要少食。

日常防护

① **掌握正确用药的方法**。选择正确的时间用药，在服用降糖药的时候不要随便换药，也不要长期依赖一种药物，更不能私自增减药量。当吃药效果不好或有不良反应时，应在医生的指导下及时更换药物品种。

② **观察用药后的反应**。包括疗效及不良反应，并保持皮肤清洁，预防感染，一旦发生炎症，应及时就医。

③ **尽量避免过度劳累和情绪波动**。当出现疲劳、饥饿、心慌、出汗状况时，可口服糖水进行缓解。

④ **注意血糖监测**。经常测量血糖，并据此调整一天的饮食和工作（学习）。

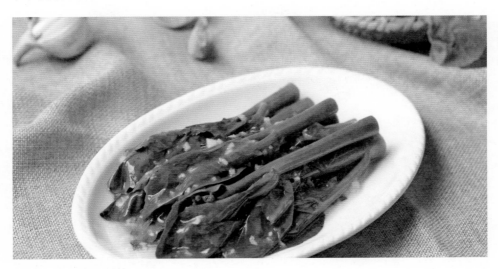

蒜蓉炒芥蓝

原料： 芥蓝150克，蒜末少许

调料： 盐3克，鸡粉少许，水淀粉、芝麻油、食用油各适量

做法

1 将洗净的芥蓝切除根部。

2 芥蓝放入开水锅中，加入盐、食用油，焯至断生后捞出，待用。

3 用油起锅，撒上蒜末，爆香，倒入芥蓝，炒匀炒香。

4 注入少许清水，加入少许盐，撒上鸡粉调味，再用水淀粉勾芡。

5 滴上芝麻油，炒匀炒透，关火后盛在盘中，摆好盘即可。

营养功效

芥蓝口感脆嫩、鲜美，含有蛋白质、膳食纤维、维生素等营养成分，搭配具有降脂功效的大蒜，味道可口，适合高血脂人群食用。

木耳炒上海青

原料：

上海青150克，木耳40克，
蒜末少许

调料：

盐3克，鸡粉2克，料酒3毫
升，水淀粉、食用油各适量

做法

1 将洗净的木耳切成小块，放入开水锅中，加入
少许盐拌匀，焯片刻捞出待用。

2 用油起锅，放入蒜末爆香，倒入洗净的上海
青，翻炒至熟软。

3 放入木耳，翻炒匀，加入适量盐、鸡粉、料酒，
炒匀调味。

4 倒入适量水淀粉，快速拌炒匀，将炒好的菜盛
出，装盘即可。

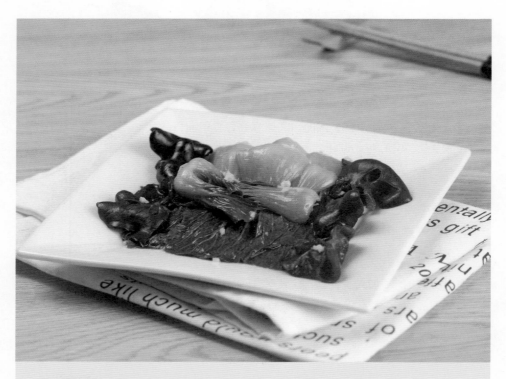

营养功效

上海青含有蛋白质、膳食纤维、胡萝卜素等营养成分，
可以减少脂类的吸收，保持血管弹性，可用来降血脂，
糖尿病患者也可经常食用。

苦瓜豆腐汤

原料：

苦瓜150克，豆腐200克，枸杞少许

调料：

盐3克，鸡粉2克，食用油适量

做法

1. 洗净的苦瓜去籽切片，豆腐切成小方块。

2. 锅中注水烧开，加少许盐，放入豆腐，稍煮片刻捞出备用。

3. 用油起锅，倒入苦瓜，翻炒匀，注入适量清水，加盖煮至熟软。

4. 揭盖，倒入焯好的豆腐块，加入适量盐、鸡粉，搅匀调味。

5. 放入洗净的枸杞，拌匀，续煮至食材熟透，关火盛出即可。

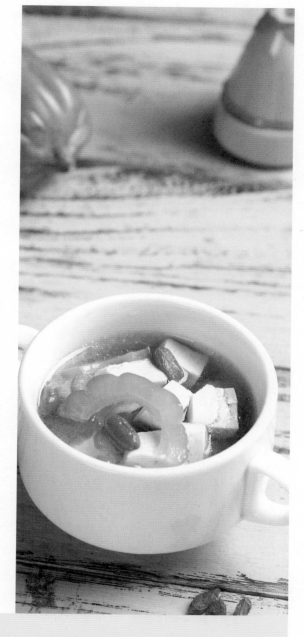

营养功效

苦瓜含有蛋白质、糖类和维生素C等，可除邪热、解劳乏、清心、聪耳明目、轻身，还有降血糖、增强免疫力等作用。

高血脂并发高血压

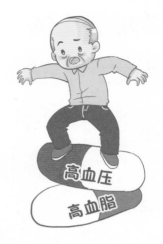

高血压和高血脂两者常同时存在，血胆固醇水平与血压成正比，血压较高的人，趋向有较高的血胆固醇水平。

症状解析

有研究资料表明，许多高血压病人伴有脂质代谢紊乱，血中胆固醇和三酰甘油的含量较正常人显著增高，而高密度脂蛋白、胆固醇含量则较低。而高血脂也常并发高血压，血脂在体内形成动脉粥样硬化以后，会导致心肌功能紊乱，血管紧张素转换酶会大量激活，促使血管动脉痉挛，诱致肾上腺分泌升压素，导致血压升高。二者互为因果。

饮食调养

① **常食具有降脂功效的食物**。如大蒜、洋葱、苦瓜、黄豆、山楂、木耳、香菇等。

② **多吃高钾低钠的食物**。如豆类、菌藻类、新鲜的水果和蔬菜等。

③ **饮食宜清淡**。适当减少钠盐的摄入，不要吃腌制食品；避免吃油炸或煎烤的食品。

④ **限制胆固醇的摄入**。每日胆固醇的摄入量应低于 300 毫克，少吃动物的内脏等胆固醇含量高的部位。

日常防护

① **定期体检**。有些高血脂并发高血压患者早期没有症状，定期体检有利于提早发现和治疗；已明确诊断并发有高血压的患者定期体检，有利于控制病情。

② **睡觉、起床动作要慢**。从卧床转为立位不能太快，以防止发生直立性低血压。早晨醒后先在床上躺 5 ~ 10 分钟，然后再慢慢下床活动，有利于血压稳定。

③ **注意冷暖的变化**。低温可使体表血管弹性降低，外周阻力增加，使血压升高，进而导致脑血管破裂出血。特别是清晨起床、夜间上厕所和冬季更应注意。

④ **避免情绪波动**。过度兴奋、过度悲伤或过度疲劳都可导致血压较大波动，并发高血压的患者应保持轻松愉快的情绪。

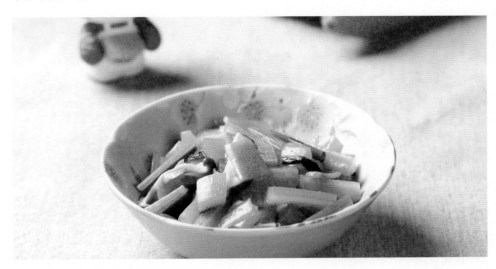

素炒香菇芹菜

原料： 西芹95克，彩椒45克，鲜香菇30克，胡萝卜片、蒜末、葱段各少许

调料： 盐3克，鸡粉、水淀粉、食用油各适量

做法

1 洗净的彩椒切成小块，香菇切粗丝，西芹切成小段。

2 将切好的食材连同胡萝卜片放入开水锅中，加入盐、食用油拌匀。

3 煮至全部食材断生后捞出，沥干水分，待用。

4 用油起锅，放入蒜末、葱段爆香，倒入焯好的食材，翻炒匀。

5 加盐、鸡粉，炒匀调味，倒入水淀粉，快速翻炒至食材熟软、入味。

6 关火后盛出炒好的食材，装入盘中即成。

营养功效

香菇含有蛋白质、钙、磷、铁等营养物质，有透疹解毒、化痰理气的作用。此外，香菇还含有香菇素，有软化血管、降低血压的食疗作用。

丝瓜炒山药

原料：

丝瓜120克，山药100克，枸
杞10克，蒜末、葱段各少许

调料：

盐3克，鸡粉2克，水淀粉5毫
升，食用油适量

做法

1 洗净的丝瓜切成小块，山药切成片。

2 切好的食材放入开水锅中，撒上枸杞，加入盐
和少许食用油。

3 搅拌匀，煮至食材断生后捞出，沥干水分，待用。

4 用油起锅，放入蒜末、葱段，爆香，倒入焯过水
的食材，炒匀。

5 加入少许鸡粉、盐，炒匀调味，淋入适量水淀粉。

6 快速炒匀，至食材熟透，关火装入盘中即成。

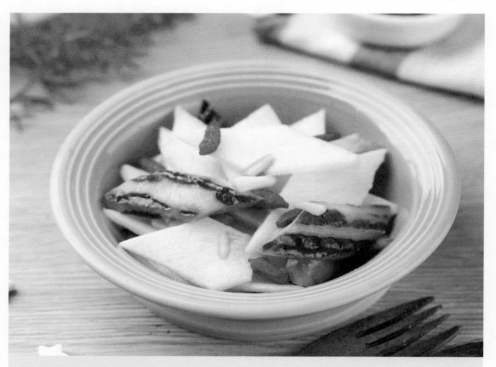

营养功效

山药有利于脾胃消化，是平补脾胃的药食两用佳品。此
外，山药还含有较多的黏液蛋白、维生素及微量元素，
能缓解血管压力，对高血压有一定的食疗作用。

芦笋糙米粥

原料：

水发糙米100克，芦笋90克

调料：

盐2克，鸡粉少许

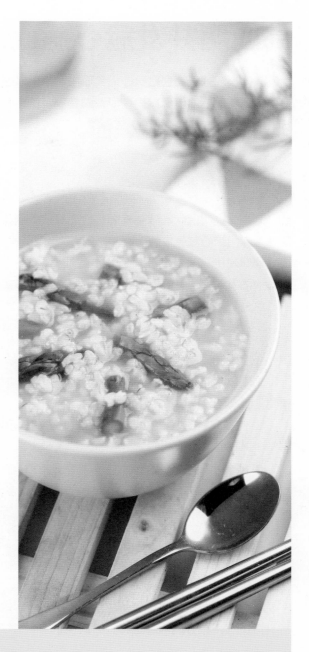

做法

1. 将洗净的芦笋切成段，装入盘中，待用。

2. 砂锅中注水烧开，倒入洗净的糙米，搅拌匀。

3. 盖上盖，煮沸后转小火煮至米粒变软；揭盖，倒入芦笋。

4. 加入盐、鸡粉，拌匀调味，续煮至调味料溶于粥中。

5. 关火后盛出煮好的芦笋粥，装入汤碗中即成。

营养功效

糙米含有糖类、蛋白质等营养物质，有益气、补虚、强身的功效。此外，糙米还可以预防心血管疾病，很适合高血压病患者食用。

高血脂并发冠心病

人体长期处于高血脂状态，会形成动脉粥样硬化，使冠状动脉血流量减少，血管腔变窄，造成心肌缺血，导致心绞痛，形成冠心病。

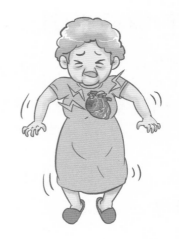

症状解析

冠心病也叫冠状动脉粥样硬化性心脏病。冠状动脉是专门给心脏供血的动脉，由于过多脂肪沉积，造成动脉硬化，使血流受阻，引起心脏缺血，发生一系列症状，即冠心病。血脂升高，冠心病的发病率也升高，而且血脂的升高幅度与冠心病发病率、病死率及病变的严重程度呈正相关。大多数高胆固醇血症与后天进食高脂肪、高胆固醇饮食有关。

饮食调养

① **限制脂肪摄入。**每日膳食热量中的脂肪应低于 25%。另外，烹饪时应使用植物油代替动物油，减少脂肪摄入。

② **遵循早餐吃好，午餐吃饱，晚餐吃少的饮食原则。**科学合理地搭配一日三餐，有利于降低并发冠心病的发生概率。

③ **多食水果与蔬菜。**每天应吃不少于 500 克的新鲜水果和蔬菜。

日常防护

① **注意劳逸结合。**生活节奏应以轻松、自然为主，防止任何导致精神过于紧张、兴奋的情况发生。

② **坚持科学的锻炼。**锻炼应适度，早起后可散散步，做做操，晚锻炼时可根据自身情况选择相宜的项目进行，时间 40 分钟左右，但必须遵循在锻炼中和锻炼后无明显不适感的准则。病情较重的患者，应在医生的指导下进行锻炼。

③ **保持好情绪。**高血脂并发冠心病大多发生在患者情绪受到强烈刺激的情况下，如大喜、大悲、大怒，这些剧烈的情绪反应会令心跳加剧、血压升高，冠状动脉出现痉挛，甚至使冠状动脉闭塞，造成心室纤颤、心脏骤停。所以，患者应保持良好的情绪，避免过度兴奋、紧张等。

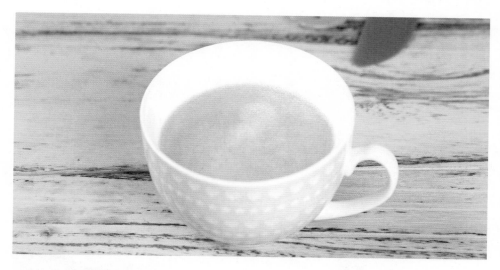

苦瓜苹果汁

原料： 苹果180克, 苦瓜120克
调料： 食粉少许

做法

1 洗净的苦瓜放入开水锅中, 撒上食粉, 待苦瓜断生后捞出待用。

2 将放凉后的苦瓜切条形, 再切丁; 洗净的苹果切小块。

3 取榨汁机, 选择搅拌刀座组合, 倒入切好的食材。

4 注入少许矿泉水, 盖上盖, 选择 "榨汁" 功能, 榨取蔬果汁。

5 断电后倒出苦瓜苹果汁, 装入杯中即成。

营养功效

苦瓜不仅含有多种营养素, 还含有一种具有抗氧化作用的物质, 可以强化毛细血管、促进血液循环, 适合高血脂人群食用。

醋渍大蒜

原料：

大蒜90克

调料：

盐3克，白糖60克，陈醋100
毫升

做法

1 去皮的大蒜装碗，加盐拌匀，腌渍入味。

2 锅置火上，倒入陈醋、白糖，炒至白糖溶化，制
成糖醋汁，装入干净的瓶中，稍稍放凉。

3 待糖醋汁放凉后，倒入腌好的大蒜。

4 待瓶中食材完全冷却后，盖上盖子，腌至大蒜
入味。

5 取出腌好的大蒜，随吃随取即可。

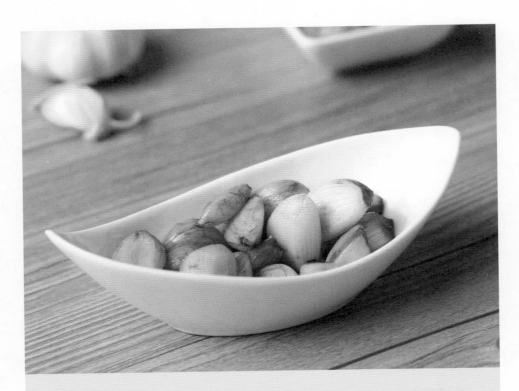

营养功效

大蒜具有抗菌消炎、调节血糖、保护心血管等功效。这
道醋渍大蒜能够有效地降血脂、消炎症、预防心血管类
疾病。

西芹炒百合

原料：

西芹100克，百合20克，胡萝卜50克，姜片、葱白各少许

调料：

盐2克，鸡粉1克，食用油适量

做法

1 把洗好的胡萝卜切成片，西芹切成段。

2 清水锅烧开后倒入西芹焯片刻，倒入胡萝卜、百合拌匀。

3 焯片刻，捞出装入干净的碗中。

4 炒锅热油，倒入西芹、胡萝卜、百合，翻炒片刻。

5 加入盐、鸡粉，拌炒入味，倒入姜片、葱白炒香。

6 淋入少许清水，快速拌炒匀，起锅盛入盘中即可。

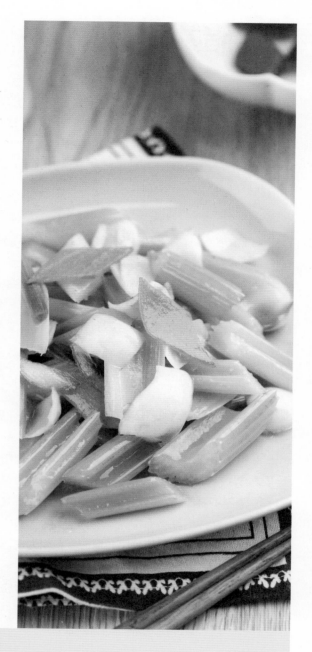

营养功效

西芹营养价值高，其含有的铁、锌等微量元素，有平肝降压、利尿消肿、提高食欲的作用。多吃芹菜还可以增强人体的抗病能力。

高血脂并发肥胖症

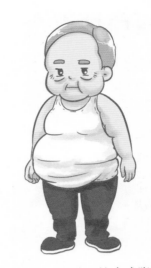

肥胖症是一种脂肪代谢异常和蓄积过多而使人体超重的病理状态，会影响人类生活质量和寿命，血脂异常是肥胖症的重要危险因素。

症状解析

体形肥胖的人，体内常显示血清胆固醇、三酰甘油、低密度脂蛋白、极低密度脂蛋白水平升高的现象，而体内的高密度脂蛋白及高密度脂蛋白亚族浓度则降低。在体重加重的初期，体内的血内胰岛素水平升高，肝脏用糖合成脂肪作用加强，合成及释放极低密度脂蛋白增加，然后使其在血中浓度升高，三酰甘油含量增高。脂肪组织细胞在高胰岛素作用下体积增大，所以体重增加，形成肥胖。

饮食调养

① **掌握正确的进餐方法**。进餐时应先吃蔬菜，再吃荤菜加主食。每顿饭吃八分饱即可，不可过饱。

② **科学摄取三大营养素**。糖类、蛋白质和脂肪要均衡摄取，它们都是对人体必不可少的营养素。

③ **限制不健康脂肪的摄入**。应该尽量少吃零食，不吃夜宵，不吃油炸、油腻的食物。

④ **多吃新鲜的水果与蔬菜，以应季蔬果为主**。既能为身体补充维生素等物质，又能促进身体的新陈代谢。

日常防护

① **树立对抗疾病的信心**。患者应清楚自己的这种病症对健康的危害性，树立疾病治疗的信心，不可以自暴自弃。

② **把体育锻炼作为治疗手段**。高脂血并发肥胖症患者应根据自己的爱好和身体条件，选择适合自己的体育项目，如游泳、爬山、跑步和打球等，并持之以恒，才能取得好的效果。

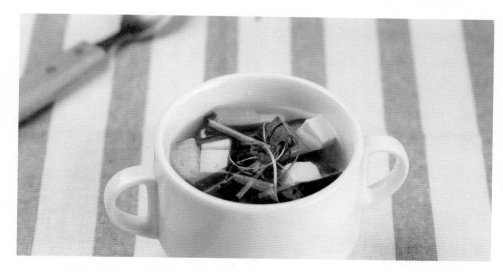

海带豆腐冬瓜汤

原料： 豆腐170克，冬瓜200克，水发海带丝120克，姜丝、葱丝各少许

调料： 盐、鸡粉各2克，胡椒粉少许

做法

1 将洗净的豆腐切小方块，洗净的冬瓜切小块，备用。

2 锅中注水烧开，撒上姜丝、葱丝，放入冬瓜、豆腐和海带丝，拌匀。

3 大火煮约4分钟，至食材熟透，加入少许盐、鸡粉。

4 撒上适量胡椒粉，拌匀，略煮一会儿至汤汁入味。

5 关火后盛出煮好的汤料，装入碗中即成。

营养功效

冬瓜可预防人体内的脂肪堆积，具有减肥、降脂的功效，而且冬瓜所含的热量极低，尤其适合高血脂、肥胖症等患者。

白菜清汤

原料：

白菜120克

调料：

盐2克，芝麻油3毫升

做法

1 洗好的白菜切开，切成小丁，备用。

2 锅中注水烧开，倒入切好的白菜，搅拌均匀。

3 盖上盖，烧开后用小火煮约10分钟。

4 揭盖，加入盐、芝麻油，拌匀调味，至汤汁入味。

5 关火后盛出煮好的白菜汤即可。

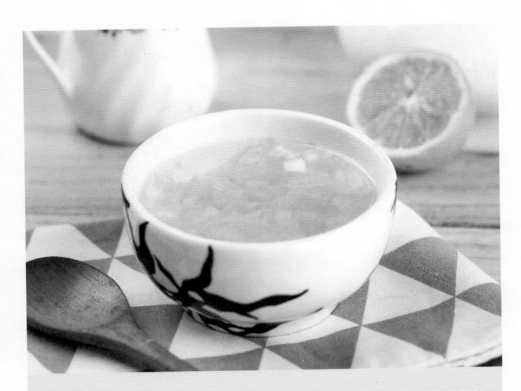

营养功效

白菜含有蛋白质、维生素、矿物质、纤维素等营养成分，
具有清热解毒、疏通肠胃等功效，还能降低人体胆固醇，
预防肥胖。

蒜蓉苋菜

原料：

苋菜120克，蒜蓉10克

调料：

鸡粉、盐各2克，芝麻油适量

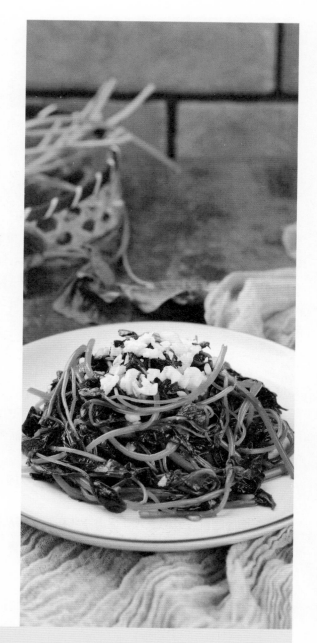

做法

1   将处理好的苋菜放入玻璃碗中，盖上盖。

2   备好微波炉，将食材放进去，定时加热1分钟。

3   将食材取出，加入盐、鸡粉、芝麻油，倒入蒜蓉，拌匀，盖上盖。

4   将食材放入微波炉中，定时加热30秒。

5   待时间到，将食材取出，倒入盘中即可。

营养功效

苋菜中含有膳食纤维，搭配大蒜食用，可以促进人体内多余的废物和胆固醇的排泄，对于高血脂并发肥胖者患者非常有利。

高血脂并发脂肪肝

　　长期血脂过高，可进一步形成动脉粥样硬化、脂肪肝等一系列病变。脂肪肝是由于肝极低密度脂蛋白代谢障碍发生的继发性高三酰甘油血症。

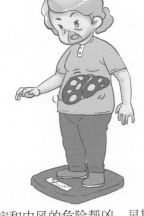

症状解析

　　高脂血症造成的肝脏损害，主要是形成脂肪肝。而肝脏受损，高密度脂蛋白合成减少，低密度和极低密度脂蛋白相对上升，又易引发高血脂，成为心脏病和中风的危险帮凶。早期病程温和，中到重度时可发生脂肪性肝炎，并出现非特异性腹痛和肝功能异常，晚期则可因纤维组织增多而导致肝硬化。因此，脂肪肝的早期治疗，是综合防治慢性代谢疾病的重要一环。

饮食调养

　　① **控制脂肪摄入。** 尽量避免食用脂肪含量高的食物，如肥肉、黄油、动物皮、奶油、油炸食品等。在烹调食物时，可以用植物油代替动物油，如玉米油、橄榄油、芝麻油等。

　　② **限制每天胆固醇的摄入量在 300 毫克以内。** 动物内脏、蛋黄、鱿鱼、蟹黄等食物应尽量少吃。

　　③ **增加膳食纤维的摄入。** 促进脂肪和胆固醇从体内排出。

　　④ **少吃对肝脏有害的食物。** 少饮酒，少吃辣椒等有刺激性的食物，以保护肝脏。

日常防护

　　① **应用必要的药物治疗。** 其主要目的是保护肝脏功能，去除肝脏的多余脂肪，主要应用的药物包括：蛋氨酸、胆碱、肌醇。

　　② **采取运动疗法增强体质。** 运动疗法需要医师根据脂肪肝患者的具体情况做出客观、综合的评估后，制定一个科学的运动处方，在运动的方法、时间、强度、频率和运动量各方面做出具体量化指标，并对患者的适应性和疗效进行阶段性评估，不断调整、不断完善。

食谱推荐

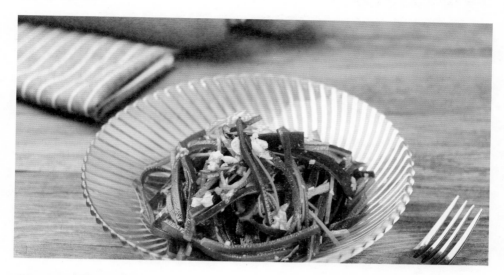

蒜泥海带丝

原料： 水发海带丝240克，胡萝卜45克，熟白芝麻、蒜末各少许

调料： 盐2克，生抽4毫升，陈醋6毫升，蚝油12克

做法

1 将洗净去皮的胡萝卜切薄片,再切细丝,备用。

2 洗净的海带丝放入开水锅中,搅散,大火煮至断生,捞出待用。

3 取一碗,放入焯好的海带丝,撒上胡萝卜丝、蒜末。

4 加入少许盐、生抽,放入蚝油,淋上陈醋,拌至食材入味。

5 另取一个盘子,盛入拌好的菜肴,撒上熟白芝麻即成。

营养功效

海带含有丰富的钾，钾有平衡钠摄入过多的作用，并有助于扩张外周血管。而且海带热量较低，可以预防高血脂并发脂肪肝的发生。

菠菜炒香菇

原料：

菠菜150克，鲜香菇45克，
姜末、蒜末各少许

调料：

盐、鸡粉各2克，料酒4毫
升，橄榄油适量

做法

1 洗好的香菇去蒂，切成粗丝；菠菜切去根部，
再切成长段，备用。

2 锅置火上，淋入少许橄榄油，烧热，倒入蒜
末、姜末，爆香。

3 放入香菇，炒匀炒香，淋入少许料酒，炒匀，倒
入菠菜，大火炒至食材变软，加入适量盐、鸡
粉，炒匀调味。

4 关火后盛出炒好的菜肴即可。

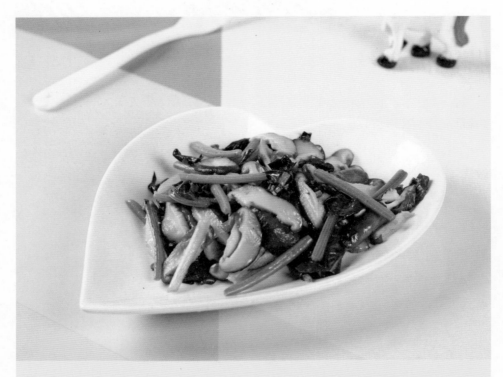

营养功效

菠菜中含有的膳食纤维可缓解血糖上升速率，刺激肠胃
蠕动，帮助排便和排毒，加快胆固醇的排出，有效控制
高血脂。

山楂决明子茶

原料：

新鲜山楂90克，决明子10克

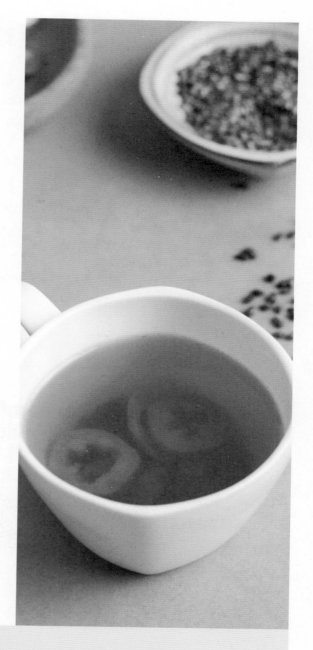

做法

1 洗好的山楂切开，去核，切成小块，备用。

2 砂锅中注水烧开，放入洗净的决明子、山楂。

3 盖上盖子，用小火煮至药材析出有效成分。

4 揭盖，搅拌片刻，把煮好的茶水滤入碗中即可。

营养功效

决明子含有多种维生素、氨基酸、碳水化合物等成分，可以清肝明目、降血压、降血脂、降低胆固醇含量，比较适合高血脂病患者食用。

高血脂并发动脉粥样硬化

动脉粥样硬化，是指大量的胆固醇沉积在全身大、中动脉的管壁内而形成的一种病理变化。动脉粥样硬化的发生和发展与血脂过高有密切的关系。

症状解析

如果血脂过多，造成脂质代谢紊乱，脂类物质在血管壁内膜沉积，逐渐形成小"斑块"，医学上称为动脉粥样硬化。这些斑块增多、增大，逐渐堵塞血管，导致血管管腔狭窄，血液流通不畅，如果重要器官动脉供血不足，就会导致严重后果。通常严重的是心脑血管动脉粥样硬化，会引起冠心病、心肌梗死、心绞痛、脑血栓、脑溢血、中风等，甚至危及生命。

饮食调养

① **严格控制胆固醇的摄入量和脂肪的进食量**。少吃蛋黄、动物内脏及其他含胆固醇高的食物，使每日胆固醇的摄入量控制在 300 毫克以下，在低脂饮食的同时，也不宜进食过多的糖类，因为糖在体内可以转化为脂肪。

② **严禁暴饮暴食**。暴饮暴食会使胃肠功能紊乱，加重心脏负担，诱发血管痉挛，对动脉硬化症产生严重后果。

③ **多吃富含谷安醇的食物**。谷安醇有抑制小肠吸收胆固醇的作用，能减少动脉粥样硬化的程度。

④ **适量饮茶**。茶叶中含有一定的儿茶酸，它有增强血管柔韧性、弹性和渗透能力的功能。但饮茶不宜过多过浓，否则会刺激心脏，使心跳加快。

日常防护

① **参加一定的体力劳动和体育活动**。体力活动应根据自身身体情况、体力活动习惯和心脏功能状态来定，以不过多增加心脏负担为原则。体育活动可循序渐进，不宜做剧烈运动。

② **生活要有规律**。保持乐观、愉快的情绪，注意劳逸结合，保证充分睡眠。

食谱推荐

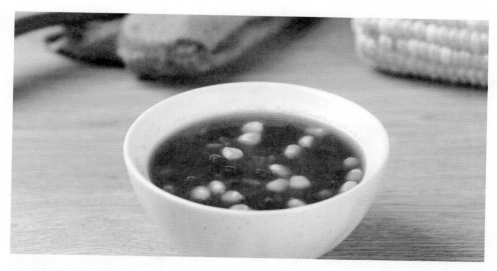

红豆麦粥

原料： 小麦、红豆各60克，大米80克，鲜玉米粒90克
调料： 盐2克

做法

1 砂锅中注水烧开，倒入泡好的小麦、红豆、大米，拌匀。

2 盖上盖，大火煮开后转小火续煮至食材熟透，揭盖，倒入玉米粒。

3 拌匀，续煮至玉米熟软，加入盐，拌匀。

4 关火后盛出煮好的粥，装碗即可。

营养功效

红豆含有丰富的膳食纤维、维生素 E 、锌等活性成分，能降低血糖和血脂，且红豆中所含的热量偏低，是高脂血症患者的理想食物。

西芹拌腐竹

原料：

西芹100克，水发腐竹200克，红椒少许

调料：

盐2克，生抽3毫升，陈醋2毫升，芝麻油各适量

做法

1. 将泡发好的腐竹切长段；西芹、红椒切斜片。

2. 锅中注入水烧开，倒入腐竹、西芹、红椒片，煮熟后捞出，沥干装入碗中。

3. 碗中加入盐、生抽，再淋入陈醋、芝麻油，充分拌匀，使其入味。

4. 将拌好的材料倒入盘中，摆好盘即成。

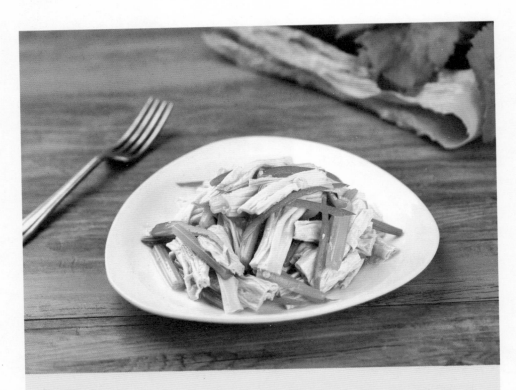

营养功效

芹菜含有蛋白质、纤维素、维生素等多种营养成分，能够促进肠道胆固醇的排泄，从而减少人体对脂肪的吸收，起到降脂功效。

海带绿豆汤

原料：

海带70克，水发绿豆80克

调料：

冰糖50克

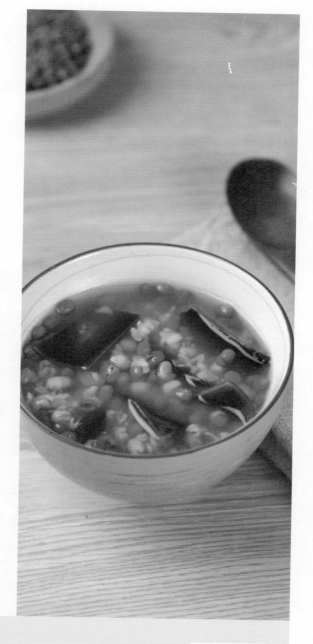

做法

1. 洗净的海带切成条，再切成小块。

2. 锅中注水烧开，倒入洗净的绿豆，小火煮至熟软。

3. 倒入切好的海带，加入冰糖，搅拌均匀。

4. 小火续煮至全部食材熟透，搅拌片刻。

5. 盛出煮好的汤料，装入碗中即可。

营养功效

绿豆含有一种球蛋白和多糖，能促进体内胆固醇在肝脏中分解成胆酸，加速胆汁中胆盐的分泌，并降低小肠对胆固醇的吸收率，适合高血脂人群食用。

山楂薏米水

原料：

新鲜山楂50克，水发薏米
60克

调料：

蜂蜜10克

做法

1 洗好的山楂切开，去核，切成小块，备用。

2 砂锅中注入适量清水烧开，倒入洗好的薏米。

3 加入山楂搅匀，盖上盖，用小火煮20分钟。

4 揭盖，搅拌片刻，将薏米水滤入碗中，倒入蜂蜜即可。

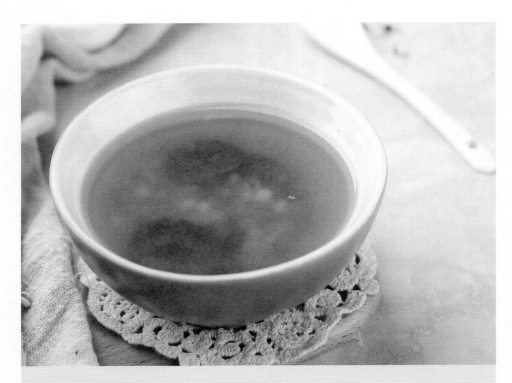

营养功效

薏米含有固醇、氨基酸、B族维生素等成分，具有显著的扩张血管及降压作用，有增强心肌、抗心律不齐、调节血脂及胆固醇含量的功能。